沙海汶
医论医话医讯集

沙海汶　主编

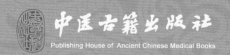

中医古籍出版社
Publishing House of Ancient Chinese Medical Books

图书在版编目（CIP）数据

沙海汶医论医话医讯集/沙海汶主编. —北京：中医古籍出版社，2016.5
ISBN 978-7-5152-1162-6

Ⅰ.①沙… Ⅱ.①沙… Ⅲ.①医案－汇编－中国－现代 ②医论－汇编－
中国－现代 ③医话－汇编－中国－现代 Ⅳ.①R249.7

中国版本图书馆CIP数据核字（2016）第030052号

沙海汶医论医话医讯集

沙海汶　主编

责任编辑　赵东升

封面设计　陈　娟

出版发行　中医古籍出版社

社　　址　北京东直门内南小街16号（100700）

印　　刷　廊坊市三友印务装订有限公司

开　　本　710mm×1000mm　1/16

印　　张　13印张

字　　数　210千字

版　　次　2016年5月第1版　2016年5月第1次印刷

印　　数　0001～2000册

书　　号　ISBN 978-7-5152-1162-6

定　　价　38.00元

作者简介

沙海汶，男，回族，生于 1939 年 2 月，北京市人。

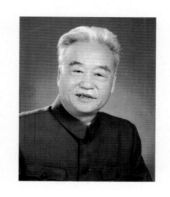

1965 年毕业于北京中医学院（今北京中医药大学）。中国农工民主党党员。任北京中医药大学附属东直门医院儿科主任医师，教授，硕士研究生导师，国家部级课题负责人。兼任北京中医药学会儿科专业委员会委员，《北京医学》杂志编委，北京市穆斯林文化学会理事。1990 年被聘为中国中医药文化博览会专家委员会中医儿科组委员；1995 年经国家卫生部推荐，特聘为九华山庄国际保健俱乐部医学专家委员会成员。并任北京中医药大学东直门医院农工党支部副主任委员，中国农工民主党北京市医药卫生工作委员会委员。1991 年被评为农工民主党北京市优秀党务工作者，1995 年、2001 年两次获选农工民主党先进党员，1997 年当选为中国农工民主党北京市第九次代表大会代表，2011 年当选农工党北京市东城区第一次代表大会代表。2008 年荣获北京中医药大学东直门医院建院五十周年突出贡献奖。

沙海汶教授从事中医儿科专业医疗、教学、科研工作 50 年，擅长中医儿科临床治疗常见病、多发病以及小儿痿证、汗证、多动证、抽动证等小儿疑难病，特别对至今世界公认不治之症的进行性肌营养不良症，摸索出一套采用内服中药配合肢体功能锻炼的治疗方法，取得了 200 例近期有效率 83%、远期疗效为 30.6% 的可喜成绩。获得北京中医学院科技成果三等奖。《马前复痿汤治疗进行性肌营养不良症临床研究》获首届"医圣杯"国际中医药学术论文一等奖，首届世界传统医学研讨会优秀论文"生命力杯"金杯二等奖。其临床研究对小儿痿证认识有突破，打破了痿无疼痛之说。出版专著《小儿痿证》一书，合著专业书籍 10 部。国内国际会议论文 40 篇，《中医治疗进行性肌营养不良症的临床研究述评》等优秀论文 10 篇，回答患者来信上千封。多年来，还对部分儿科用药进行了剂型改革，参加"小儿肺热咳喘冲剂"治疗肺热咳喘 115 例临床观察，一项新药研究获中国中医科学院科研成果三等奖（葵花药业的"小儿肺热咳喘口服液"）。并将"复痿汤"改成"复痿冲剂"，即现在的"复痿颗粒"。既便于患者、患儿服用，又扩大了适应症，如感染性多发性神经根炎、重症肌无力、进行性脊髓性肌萎缩症、肌萎缩侧索硬化症等，均有一定疗效。其关于进行性肌营养不良症的中医辨证论治规律已编入高等中医院校协编教材及其他中医儿科学书籍，填补了中医治疗进行性肌营养不良症的空白。其事迹被收入《中国中医秘方大全》《科学中国人》《中国当代医药界名人录》。

序 一

　　海汶医生与我同窗六载，毕业后就从事中医儿科临床工作，他平时为人厚道，朴实无华，对业务勤恳敬业，50多年来对儿科疾病颇有心得。多年前，就曾耳闻说他治疗小儿重症肌无力疗效不错。前些时候，我俩闲聊，他告诉我，说想写点东西，我说很有必要。突然他说，如果写好一定请我写个序，我非常诧异，因为一般一本书的序常是名人大家事，而我何德何能为之写序，但源于同窗理当助力，故不应为序，只是几句推荐语而已，愿与作者、读者共勉吧。

王凤岐

2015 年 1 月

（原国家中医药管理局办公室主任）

序 二

宋·阎季忠云"医之为艺诚难矣,而治小儿为尤难。自六岁以下,黄帝不载其说"。可见治疗儿科疾病比治疗成年人患病更难。这是由于自古以来较为缺乏专门的儿科理论,儿童患病之后大多哭闹不安,难以准确切脉,患儿难以说出所患病情,医家难以准确问清病痛,使医家在望闻问切四诊方面遇到多种困难。有人称儿科为"哑科",也可见治疗儿科病之难。

古《颅囟经》与宋·钱乙著、阎季忠编撰《小儿药证直诀》在清代内阁学士纪昀《四库全书目录提要》均有记载。但是,专门的儿科著述仍然凤毛麟角,而且,在这些著作中尚有诸多需后人深入探究与完善之处。

北京中医药大学东直门医院著名儿科专家沙海汶主任医师从事中医临床、教学与科学研究半个世纪,在诊治交通性脑积水、感染性多发性神经炎、小儿病毒性心肌炎、进行性肌营养不良症、重症肌无力、原发性血小板减少性紫癜、小儿抽动症、流行性腮腺炎、乃致小儿消化不良等方面多有心得,临床疗效卓著,理论与实践经验丰富,建树颇多。

《沙海汶医论医话医讯集》体现沙教授在业医过程中,既遵循传统中医学理论与方法,也适当考虑当代西医学方面的理论与经验,在继承与发展当代中医学方面起到有益的促进作用。

沙海汶教授是我大学时代的师兄。海汶师兄多才多艺,为人沉静稳重,认真刻苦,兼以活泼风趣。大学期间,我和海汶师兄在寒假和暑假期间经常代表学校参加文艺会演,结下深厚友谊。工作之后,也常有晤面。海汶师兄钻研医药学术,如醉如痴,研究医药学理论,废寝忘食,解决诸多临床疑难问题,将宝贵的感悟编撰成书,必将有利同仁与后学,裨利于中医儿科医学事业!当此付梓之际,欣然命笔,爰为之序。

国家级名老中医 中国中医科学院中医学研究员 王今觉
2015 年 6 月

衔来老泥筑新巢（自序）

今年是我从医五十周年。当年大学刚毕业的年轻学生，转眼之间已是七十有五的古稀之人。岁月的流逝令人感叹。

五十年来，我一直工作在中医临床第一线，长期在中医儿科领域重点发展。做了自己力所能及的贡献，对众多的患者患儿尽到了责任，在所从事的学科领域也取得了一定的成果。此生无憾矣。

虽然我现在还有精力在继续为患者服务，但年龄毕竟大了，总会有终老的一天。我不想将自己毕生的从医经验、成果一起带走，故而萌生了"出书"的念头。希望能将自己从医五十年的主要经验总结出来，留给后人，惠泽于民。也算是对自己中医事业生涯的一个总结。

本集是上世纪七十年代以来自己在国内各类医学报刊、学术会议、著作上发表的医案、论文以及医学活动报道等文章，共计 87 篇。基本上反映了我在中医学领域五十年求学寻真的轨迹，以及在一些专科病症方面的经验、见解和微薄建树。书中文章的排列均是以年代为序，标有作者和出处，以方便查询。

我一个当年医学院校毕业、初具中医基本理论的青年学子，能够有今天的发展，在事业上小有所成，离不开行内师长、同事、好友们的教诲、栽培、帮衬。令我终生难忘。在此我表示深深地感激。

在本书的编辑过程中，得到了许多的领导、同事、学生和朋友的帮助，故而克服了各种难题，使该书顺利面世。特别是尹俊县、李南征等同志做了大量工作，对此我亦衷心地表达感谢之意。

衔来老泥筑新巢。

但愿书中的这些旧文章、老经验能对中医事业的发展有所裨益，对后人有所启迪。也算尽了我一丝绵薄之力，了却心中的宿愿。

沙海汶

2015 年 1 月於京

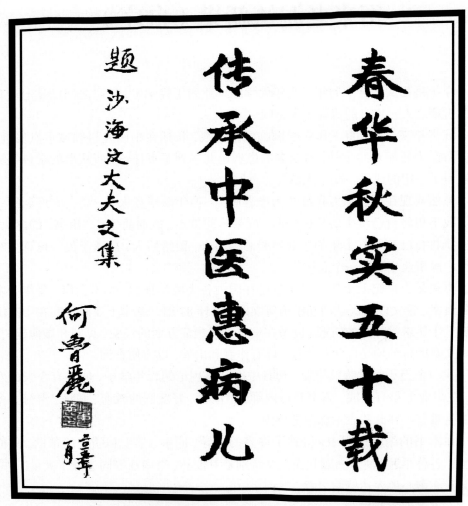

春华秋实五十载 传承中医惠病儿

题 沙海汶大夫文集

何鲁丽

何鲁丽 原全国政协副主席、全国人大常委会副委员长

普澱精華
患兎福音

海波教授大作
乙未春 沙凤桐 敬

沙凤桐 原中国中医科学院眼科医院院长

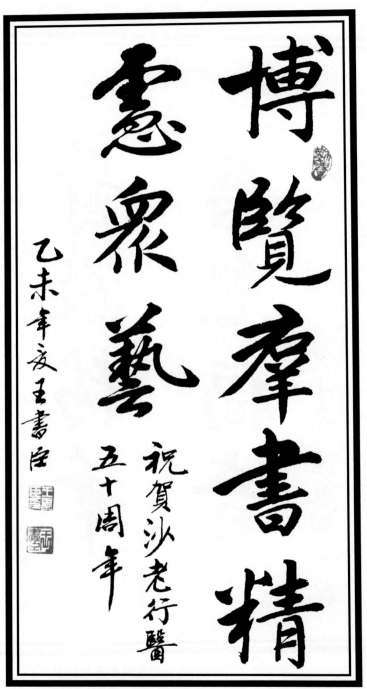

博覽群書精
憲眾藝

祝賀沙老行醫
五十周年

乙未年夏王書臣

王书臣 原中国中医科学院西苑医院院长　国家级名老中医

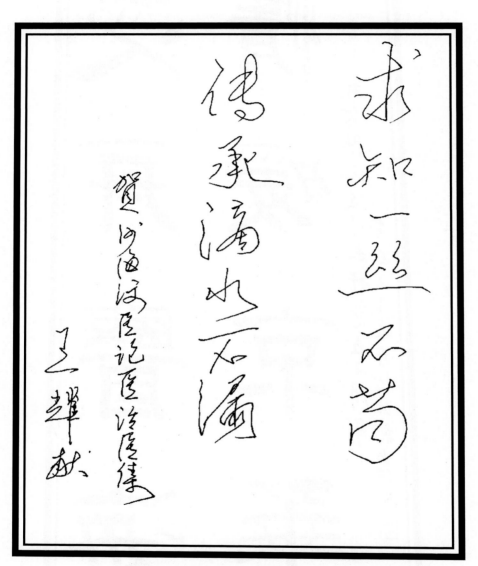

求知一丝不苟

传承滴水不漏

贺河间论医记医论医集

王耀献

王耀献 北京中医药大学东直门医院院长

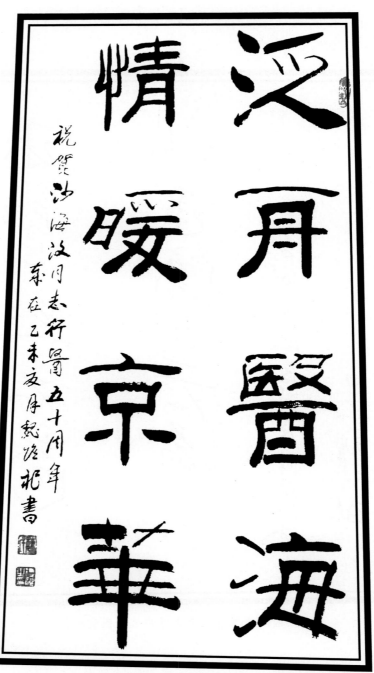

泛舟醫海 情暖京華

魏德祚 原北京中医药大学东直门医院副院长

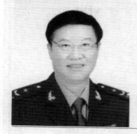

姜合作

主任医师、教授
普外科专家
专业特长：
普通外科临床诊疗技术与研究

贺沙先文集出版：

博学精艺敏智义

当今中医小儿王

北京王府中西医结合医院

姜合作

二〇一五年六月

姜合作　原二炮总医院院长
现北京中医药大学王府中西医结合医院院长

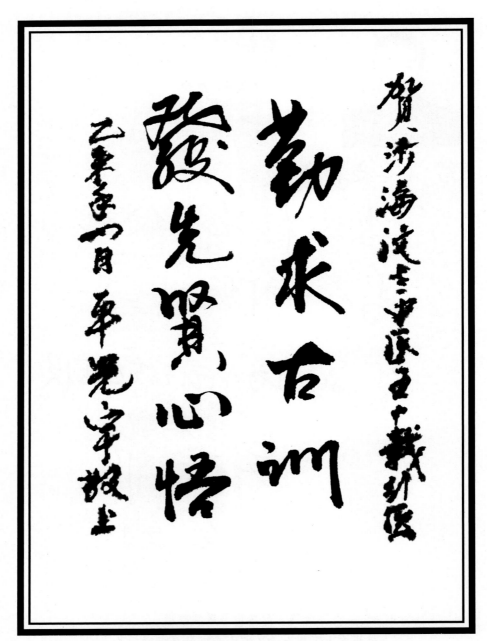

勤求古训

發先賢心悟

賀沙海濤主任醫生榮升主任醫師

乙酉年一月 平光宇敬上

平光宇　原北京市回民医院副院长

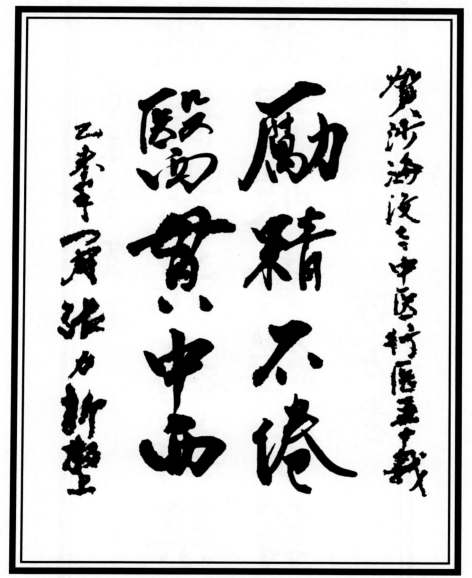

励精不倦

医贯中西

贺沙海波兮中医行医五十载

乙未年冬月 张力新 新塈

张力新　北京回民医院院长

燕衔老泥为新筑
我习岐黄继家翁

乙未之夏

沙力书

沙力　中国中医科学院副研究员／副主任医师
（本书副主编、沙海汶女儿）

目　录

第一部分　论文医案

治疗多发性神经根炎恢复期 1 例简介……………………………… 2

硬脊膜外脓肿后低烧盗汗白细胞增高症治验…………………… 3

中医对小儿消化不良的治疗………………………………………… 3

中医中药治愈交通性脑积水一例报告…………………………… 7

我对感染性多发性神经根炎恢复期的一点认识……………… 8

小儿病毒性心肌炎 40 例临床分析…………………………… 12

当归六黄汤治疗小儿盗汗 3 例…………………………… 20

腮腺炎 1 号治疗流行性腮腺炎 50 例…………………… 22

当归六黄汤加减治疗儿科盗汗举例…………………… 23

七味白术散治疗小儿脾虚泄泻 50 例……………… 27

呼吸暂停症验案 1 例…………………………… 28

什么叫小儿痿证？………………………………… 29

健脾杀虫法治愈小儿顽固性哮喘 1 例报告……… 29

进行性肌营养不良症的中医治疗………………… 30

2000 年的中医儿科设想…………………………… 31

培土生金法治疗小儿咳喘验案举例……………… 35

进行性肌营养不良症 30 例临床小结…………… 36

睑废（重症肌无力眼肌型）……………………… 42

小儿肺热咳喘冲剂治疗肺热咳喘 115 例………… 44

下法的运用和体会 …………………………………………………… 46

专题笔谈——中医药治疗小儿泄泻 …………………………………… 46

复痿汤为主治疗进行性肌营养不良症 200 例临床研究 ……………… 50

132 例进行性肌营养不良症肌肉活检组织化学及电镜观察 ………… 55

怎样防治"疰腮" ……………………………………………………… 60

小儿肺热咳喘冲剂 ……………………………………………………… 62

加味当归六黄汤 ………………………………………………………… 62

变不治为可治——进行性肌营养不良症 ……………………………… 63

中医治疗进行性肌营养不良症的临床研究述评 ……………………… 64

40 例进行性肌营养不良症用复痿汤治疗前后的心电图对比分析 …… 71

定痛汤治疗小儿复发性腹痛 24 例 …………………………………… 75

沙海汶老师治小儿盗汗经验简介 ……………………………………… 76

百日咳综合征的中医治疗 ……………………………………………… 77

马钱复痿冲剂治疗进行性肌营养不良临床实验 ……………………… 78

61 例进行性肌营养不良症患者经服马钱复痿冲剂后肌电图的变化 … 82

进行性肌营养不良症的防治 …………………………………………… 89

从马钱子味苦性温谈起 ………………………………………………… 93

近 10 年来对小儿汗证的研究 ………………………………………… 96

当归六黄汤加味治疗小儿盗汗的体会 ………………………………… 99

感染性多发性神经根炎的中医治疗 ………………………………… 105

感染性多发性神经根炎的预防和护理 ……………………………… 108

进行性肌营养不良症的辨证施治 …………………………………… 110

逍遥散治愈面瘫一例 ………………………………………………… 112

水痘的中医防治 ……………………………………………………… 113

手足口病的中医防治 ………………………………………………… 114

中医防治小儿感冒『妙招』 ………………………………………… 117

小儿咳嗽的中医治疗与预防 ………………………………………… 119

水痘和带状疱疹是"一种病" ……………………………………… 122

补中益气汤治愈"睑废"一例 ……………………………………… 126

进行性肌营养不良的证治分类 ……………………………………… 127

回药马钱子治疗重症肌无力眼肌型的神奇疗效·············· 129

治疗进行性肌营养不良症的功能锻炼方法·············· 135

第二部分　医话医讯

医疗信息·············· 146

庆祝六一国际儿童节·············· 146

市妇联家庭教育会和我党妇委会举办长期儿童保健教育咨询活动·············· 147

中医学院支部支教成绩显著·············· 148

市政协和我党等举办援助非洲灾民义捐门诊·············· 149

我党医学专家赴武警部队驻地为指战员和南苑地区群众义诊·············· 149

关于治疗进行性肌营养不良症的答复·············· 150

《颅囟经》与《小儿药证直诀》·············· 151

中医药可治进行性肌营养不良·············· 152

残疾儿童的福音——中医治疗小儿痿证总有效率为 80%·············· 152

北京中医学会儿科专家门诊开业·············· 153

小儿肺热咳喘冲剂治疗小儿呼吸道感染效果显著·············· 153

贵报传福音　大夫治顽疾·············· 153

关于"原发性血小板减少性紫癜"·············· 154

中医防治疰腮·············· 155

中医谈进行性肌营养不良症的防与治·············· 156

中医防治水痘·············· 159

医术高超, 作风严谨, 服务热情　中医专家来承德出诊受欢迎·············· 159

康大夫信箱——手臂肌肉萎缩须进一步诊治·············· 160

北京东直门医院 2 项研究表明中药可治进行性肌营养不良·············· 161

康大夫信箱——您孙女的病属于"五迟五软"·············· 161

马钱复痿汤治肌营养不良有效·············· 162

还你健康的机体·············· 162

给肌营养不良症患者的公开信·············· 163

服务窗·············· 164

复痿汤治疗进行性肌营养不良症 200 报道 ·················· 165

别着凉——小心感染性神经根炎 ·························· 166

什么是进行性肌营养不良症 ···························· 167

沙海汶与"小儿痿证" ······························ 168

再说儿童进行性肌营养不良症 ·························· 170

中医药治疗肠痉挛 ······························· 171

千金苇茎汤加味治顿咳 ··························· 172

儿科专家"六一"送医下乡 ·························· 173

访治疗肌营养不良症的中医专家沙海汶 ···················· 173

编读往来 ································· 175

答小儿抽动症的治疗 ····························· 176

附 篇

沙海汶教授参加相关专业活动 ························· 179

第一部分　论文医案

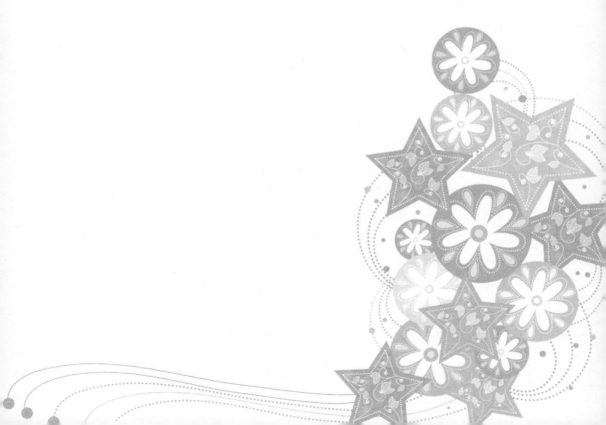

治疗多发性神经根炎恢复期 1 例简介

杨 ××，女，5 岁。因患多发性神经根炎于 1974 年 7 月 14 日至同年 8 月 29 日住 ×× 医院治疗，经用抗菌素、激素以及针灸、理疗等，病情明显好转而出院，于同年 9 月 2 日来我院儿科门诊救治。

现症：目前仍腰痛，腿痛，不能站立，不能走，全身肌肉极度松弛，饮食欠佳，大便干，日一次，尿黄少，记忆力差，心烦少言。

检查：慢性消耗病容，神清，精神差，面色苍白，表情呆滞，反应迟钝，活动无力，骨瘦如柴，皮肤脂肪薄，全身肌肉张力极差，手握力差。心肺（－），咽（－），苔白，质淡，脉沉细无力。

辨证：属脾肾两虚，气血两亏。

治法：益气补脾，养血补肾。拟四君子汤合六味地黄丸化裁。

处方：党参、炒白术、泽泻、生地、熟地、山萸肉、肉苁蓉、川断各三钱，淮山药一两、茯苓四钱，炙甘草、丹皮、当归各二钱。三剂。同时予六味地黄丸 10 丸，早晚各服 1 丸。

9 月 6 日二诊：服药后，食欲好转，饮食见增，扶物能站，能走，但不能独立行走，仍觉周身无力，腰痛、腿软，肌肉仍松弛，大便初干，日一次，溲见多，精神好转。前方加桑寄生一两，川牛膝四钱，以强腰膝。三剂。

9 月 9 日三诊：药后饮食明显增加，能独立行走，但不能持久，肌肉较前有力，精神较前活泼，说话也较多。原方续进三剂。

9 月 14 日四诊：今日患儿自己走进诊室。仍有时腰腿痛，急躁，睡眠不安，汗出较多，纳差。原方再加生黄芪三钱以止汗固表。

9 月 16 日五诊：患儿自己能走来，能玩，爱说爱动，手脚肌肉恢复较快，饮食欠佳，二便尚可，苔薄黄，脉缓。虑久服滋腻之品，影响脾胃功能，改用香砂六君子汤加味，以调理脾胃功能为主。处方：党参、白术、茯苓、白芍、焦神曲、焦山楂、焦麦芽、炙鸡内金各三钱，炙甘草、砂仁、半夏、陈皮各一钱，黄连粉五分（分冲）。三剂。同时予山楂丸 6 丸，早晚各服 1 丸。

以后未再复诊。至 1977 年 3 月患儿因感冒来就诊，见其体格很好，已上学

（小学二年级），仅记忆力较差。

新医药学杂志 1978 年 8 期 P 44

硬脊膜外脓肿后低烧盗汗白细胞增高症治验

硬脊膜外脓肿，本属外科疾患，迁延时久，正虚邪恋，脓毒蒸腐，多致阴液耗伤。阴亏则内热，往往低烧口渴，不欲饮食，舌红苔剥，脉象细数，阴虚生火，虚火炽热，常能迫汗外泄，性急心烦。汗为阴液，汗出如洗，阴液更伤，则后遗症低烧长期不解，治疗的方法宜滋阴除蒸，常能阴复蒸退而汗自敛。

李某，女性，4 岁半，初诊日期：1978 年 1 月 25 日。患儿于 1977 年 10 月 11 日高烧，3 天后，双下肢活动障碍，18 日在某某医院住院检查：体温 40℃，肝大肋下 8cm，双下肢活动障碍，病例反射（＋），腰穿抽出脓汁约 90ml，诊断为"硬脊膜外脓肿"，于 10 月 20 日转入外科进行脓汁清除术。此后 2 次腰穿，再未抽出脓汁，未再手术，进行大量抗菌素和支持疗法，住院 38 天，于 11 月 26 日好转出院。但 3 个月来，一直低烧不解，体温 37.5 ～ 38℃，白细胞 15900 ～ 19000/mm^3 之间，盗汗出，有时汗出如洗，纳可，口渴急躁，大便正常，小便黄浑，心（－），肺（－），证属阴虚有火，火热逼蒸阴液则汗出，宜滋阴除蒸，清热降火。当归六黄汤加味，当归 15 克，生黄芪 10 克，生熟地各 15 克，黄芩 9 克，黄连面 1.5 克（分冲），黄柏 6 克，生石膏 30 克（先下），连翘 10 克，赤芍 10 克，竹叶 10 克，9 付。

二诊：药后体温基本正常，汗出明显减轻，日来略咳嗽，咽红充血，夜间手脚抽动，纳食欠佳，苔剥舌红，证属阴虚未复，筋躁拘急，再拟滋阴清热，佐以舒筋。原方加生龙牡各 30 克（先煎），增强滋阴重镇，以缓筋急。加焦三仙各 10 克，开胃助消化，以治纳差，10 付。另外，至圣保元丹，每次 1 丸，日 2 次。

三诊：药后月余低烧未作，体温在 36.5℃左右，白细胞 7700/mm^3，盗汗明显减轻，咳嗽，手脚抽动已解，苔有剥脱，原方加用北沙参 10 克，元参 10 克，以清养胃阴之药治之，以善其后，1978 年 5 月 15 日，随信追访基本治愈。

北京医学杂志　创刊号　1979 年

中医对小儿消化不良的治疗

小儿消化不良是以腹泻为主的综合症，多见于夏秋季节。迁延日久不愈，可以导致营养不良及各种维生素缺乏症，影响到小儿的生长发育，严重的可引起水盐代谢平衡失调，出现脱水酸中毒，甚至危及生命。

小儿消化不良根据其临床表现，与祖国医学中的"泄泻"、"下利"很相似。根据祖国医学的观点，其病因不外饮食不节，外感时邪及脾胃虚弱三方面。由于小儿具有脏腑娇嫩，卫外不固，脾胃虚弱，易于停滞的特点，若汗出当风或坐卧湿寒之地，或长夏炎热之时感受暑湿之邪，或过食生冷，或随时杂投乳食，不易消化之物，均可引起湿邪内侵，影响脾胃，因而形成腹泻。

小儿消化不良在辨证上有寒热虚实的不同，应本着"有寒则温，有虚则补，有湿热的则清利，有食积的则消导，风兼解表，滑须固涩"的原则进行论治。但是，根据儿科的特点，在整个发病过程中，易虚易实，变化迅速，既易从阳化热，也易从阴寒化，出现伤阴，伤阳或阴阳俱虚的危候，必须根据不同情况，灵活施治。

一、常证辨治

（1）湿热泄泻：此证多发生暑湿季节，小儿感受暑湿之邪化热，导致肠胃功能紊乱，暴迫下注，泻多黄水，味臭气热，或溏粘垢秽，便夹泡沫，肛门灼热，兼见烦热而渴，尿少色赤，舌红黄腻，脉象滑数，指纹色紫，严重可见高热抽搐，甚至死亡。其临床特点，发病较急，病情较重，最易热化伤阴耗液，故用药不宜温燥，切忌收涩止泻，以免津枯阳陷，出现变证。

湿热泄泻应予清热利湿，可用葛根芩连汤合四苓汤加减，常用药物如：葛根6克鼓舞胃气上行，生津养胃，黄芩10克、黄连1克清热燥湿；炒白术10克健脾燥湿；茯苓10克、猪苓10克、泽泻10克、姜皮1克以分利小便，利小便正所以实大便，往往一剂知二剂已。如兼见发热恶寒，脉象浮数夹有表邪者，加薄荷3克（后下）、荆芥5克，辅以解表。如发热、烦躁、口渴、倦怠，脉虚者则为暑邪所伤，可用黄连1克，香薷5克，川朴2克，扁豆10克，木瓜10克，甘草3克，滑石10克（包）以祛暑利湿，苦寒清热，如兼见呕吐，加用姜竹茹6克，藿香5克，芳香化湿辟秽，清热止呕。如兼见腹胀而疼加用木香3克，枳壳5克，宽中利气，消胀止痛。如发惊欲抽，指纹青者加用钩藤，大白芍10克平肝镇惊。

（2）伤食泄泻：此证多发生于小儿乳食过饱，脾胃壅滞，运化迟钝，或脾胃虚弱，又为生冷瓜果所伤，故见泄泻。积滞泄泻所泻之物，形如坏蛋，有酸臭味，身形黄瘦，其临床特征，大多脘腹胀满，厌食嗳饱，痛则欲泻，泻则痛止，伴有五心烦热，小便赤涩，苔厚而腻，脉象滑，指纹紫。治宜清热导滞和中，可用香连化滞丸加减，常用药物如煨木香3克，黄连1克，黄芩10克宽中止痛，苦寒燥湿；茯苓10克，炒白术10克健脾助运；炒川朴3克，陈皮3克利气去胀；泽泻10克分利小便；神曲10克，莱菔子10克，消导食积。如果夏日过食生冷瓜果后腹胀且痛，肠鸣，大便稀薄，四肢不温，舌苔薄白，脉迟而滑，形成中寒泄泻者，可用苍术3克，川朴3克、陈皮3克，猪茯苓各10克，泽泻10克，肉桂6克，焦三仙各10克，以燥湿导滞，温阳利水。如果呕吐甚者加用竹茹6克，藿香3克，半夏3克，以止呕。如胸腹胀满不减或拒按再加苍术3克，炒川朴3克，枳壳6克，以燥湿去满，导致和中。

（3）虚寒泄泻：此症多发生于小儿脾胃素虚，运化功能失健，或泄泻无度，经久不愈，中气受伤，或过服寒凉攻伐之品，损伤元气所致。其临床特征，大多食后作泻，泻物不化，腹胀肠鸣，面黄体瘦，舌苔薄白，脉象沉细。日久不愈则清气下陷，脾气不升，肠滑不禁，可以形成脱肛，严重的必涉及肾，出现面白肢厥，下利清谷，或者五更作泻，则为命门火衰，火不生土之象。虚寒泄泻治宜健脾护胃，可用香砂六君子汤加味，常用药物如党参10克，茯苓10克，炒白术10克，炙草3克，健脾和中；陈皮3克，半夏5克，理气化湿；煨木香3克，砂仁3克，宽中止泻。如兼食滞者可加用焦三仙各10克以消导。若加用葛根10克鼓舞胃气则疗效较佳。一切辛燥伤阴，苦寒伤阳之品，均当慎用。

如果日久不愈，中气下陷，便时下堕或脱肛者，可用补中益气汤：黄芪10克补气固表，党参10克，炙草3克补脾益气和中，白术10克燥湿强脾，陈皮6克理气，当归10克养阴和血，生姜3片，大枣5枚和营卫开腠理，升麻6克，柴胡6克升清气。如果泻甚，肠滑不禁者可用诃子散：米壳3克，诃子6克固涩止泻，炮姜3克逐冷助阳，陈皮6克升阳调气。五更泻者可用四神丸：破故纸6克温中暖下，肉豆蔻6克温脾固涩，五味子10克温肾敛气，吴萸3克逐寒燥湿，以补火生土。

此外尚有夜卧不安，有时惊啼，大便色青粘稠，脉弦纹青者为"惊泻"，与脾虚有关，宜用益脾镇惊汤：党参10克，炒白术10克，茯苓10克，炙草3克，钩藤10克，朱砂1克（冲）以健脾和胃，安神镇静。

二、变证辨治

（1）伤阴　小儿稚阴稚阳，如果泄泻过度，或用药温燥，易伤阴液，轻则表现口渴喜饮，无尿或少尿，苔黄脉数，五心烦热，严重的可以出现囟门和眼球塌陷，皮肤干枯，口渴引饮，烦躁不安，甚至神昏，四肢抽搐，舌光无苔似镜面，质绛或起芒刺，脉象细数，指纹色紫。治宜清热养阴，可用玉露散合猪苓汤加减。常用药物如寒水石10克，生石膏25克（先下），甘草3克清热生津。猪茯苓各10克，泽泻10克，滑石10克（包），清阿胶10克（烊化）滋阴利尿，可收"利水而不伤阴"之效。严重的则宜滋阴潜镇，可用大定风珠加减。常用药物如龟板15克（先下），鳖甲15克（先下），生牡蛎15克（先下）育阴潜阳，阿胶10克（烊化），鸡子黄1枚滋阴熄风，白芍10克，炙甘草3克，五味子10克滋阴柔肝，地黄10克，麦冬10克养血润燥，共奏滋阴熄风之效。

（2）伤阳　小儿稚阳未充，稚阴未长，脾虚腹泻易耗气伤阳，出现面色淡黄或晄白无华，精神极度倦怠，额出冷汗，手足厥逆，泻下稀水或完谷不化，舌淡薄白，脉象沉细无力，治宜温中回阳，可用附子理中汤加减，常用药物如党参10克，炒白术10克健脾益胃，干姜1克，附子10克回阳救逆，炙甘草3克补气和中，共收振奋脾阳之效。

（3）阴阳俱伤　小儿泄泻过度，经久不愈，则中气受伤，往往先由阴虚，后累及阳，导致阴阳俱伤，出现面白肢冷，嗜睡露睛，腹部塌陷，呼吸微弱，皮肤松弛而干枯，或肢体抽搐，指纹淡红，脉象虚数。治宜益气和中，阴阳两补，可用附子理中汤以补脾阳，六味地黄汤益肾阴，加用肉桂6克，破故纸10克以温阳，枸杞子10克，核桃10克以滋阴。

三、结语

小儿腹泻临床所见虚实轻重，差异颇大，而且兼证、变证很多，治疗时应该审症求因，灵活运用。如虚中夹实，则补虚不可纯用甘温，太甘则助湿生热；实中有虚，清热不可过用苦寒，大苦则伤脾胃；脾胃素虚的，淡渗不可太过，以免津枯阳陷；气阴两虚者，忌用辛香温燥，慎防耗气动血，形成坏证。

此外，在治疗中还需节制饮食。若久泻脾虚，又须促进食欲，增进营养。如用莲子粥，八珍糕等，香甜可口，既能增进食欲，又能调脾治病。

刘弼臣　沙海汶

赤脚医生杂志 1980 年 3 期　P 17-18

中医中药治愈交通性脑积水一例报告

陶某某，女性，17岁，主诉：头痛呕吐视力下降三周。继则喝水发呛，左肢抽搐，于1979年6月11日以"颅内压高"待查收入××医院，当时查体：双眼底乳头水肿，渗出，双眼外展不到边。行右颈动脉造影示：脑积水改变。行脑室造影示：脑室系统扩大，无明显占位性病变。考虑为交通性脑积水。造影后曾发烧，恶心，经治疗后好转，于6月29日出院。出院时双眼底仍水肿，左眼视物变形，于7月6日来我院门诊就治。

现症：头痛头晕，视物模糊，有时恶心，左半身痛，腿酸软抽筋，怕冷喜用棉垫包裹，纳可，便干溲黄，苔黄腻，脉沉弦数。检查：精神较弱，面色㿠白，眼睑浮肿，心肺（－），咽（－），证属肾亏于下，肝亢于上，水邪随肝阳逆颠顶所致，经云："诸风掉眩，皆属于肝"。治以平肝熄风，滋补肾阴，佐以泻水通利，方用升降散和六味地黄丸加减，处方①羚羊粉1克（分冲）、钩藤10克，升麻1.5克，熟地10克，茯苓10克，淮山药10克，泽泻10克，木瓜10克，川牛膝10克，制军10克，二丑末3克（分冲）。五付。②石斛夜光丸10丸，每次1丸，日二次。

二诊：1979年7月13日，药后便溏日3次，小便多每日6~7次，惟尚目眩，晨起恶心，小腿抽筋，左腿仍发凉，眼底乳头水肿有好转，原方去牛膝，加僵蚕粉3克（分冲），加强平肝熄风之力，风化硝3克（分冲），车前子15克（布包）、生姜三片，通利二便，使水邪有出路。五付。

三诊：1979年7月23日，药后目视物较前清楚，抽筋已除，左腿发凉明显好转，仍用棉垫包裹，晨起后尚有恶心吐水，眼睑浮肿，有时头晕，便溏日3次，自述右上腹疼痛，食眠可，检查：肝脾不大，眼底检查，乳头水肿，有少量出血。仍以升降散与猪苓汤加减，羚羊粉1克（分冲），钩藤10克，僵蚕粉3克（分冲），升麻1.5克，制军10克，二丑粉3克（分冲），风化硝3克（分冲），猪茯苓各15克，淮山药15克，车前子15克（布包），大腹皮15克，泽泻10克，白术5克，姜竹茹10克，川牛膝10克，川桂枝2克，五付。

四诊：1979年8月3日，药后肿消，左腿发凉改善，视物仍有时变形，食好，便溏日2次，溲日3~4次，苔白质淡，脉沉细数。眼底水肿、出血已消退。上方去制军、二丑末、风化硝，加生熟地各10克，山萸肉10克，丹皮6克，全瓜蒌10克，五付。

五诊：1979 年 8 月 23 日，药后视物清楚，颅内高压症状消失，惟两腿酸沉带多，脉细。证属脾虚湿盛，治当健脾化湿，宗完带汤和猪苓汤加减，以善其后。

按语：交通性脑积水是比较难治的病证。本例采用通利二便，使上逆水邪从下而出，故对颅内压高的减轻、消失起着重要作用。经用 25 付中药，颅内高压即消失。嗣后又表现脾虚湿困之症，故带多而腿酸沉，复以完带汤和猪苓汤加减又服 15 付，临床症状均解，眼底检查正常，基本告愈。

刘弼臣　　沙海汶

北京医学杂志 1980 年 4 期　　P 199

我对感染性多发性神经根炎恢复期的一点认识

急性感染性多发性神经根炎，临床表现主要是肢体渐进性、对称性的下神经元性的弛缓性瘫痪，伴有不同程度的感觉障碍。在中医文献中早有记载，大多数学者认为与痿证颇相似，从属痿证范畴。但是个人通过实践认为本病在整个发病过程中，有的患儿是痿而兼痉，有的是痿而痹。如邪气流于四肢，经络受阻，以致肢痿不用，骨骸烦痛，则为痿而兼痹；若在肢体筋脉痿废不用的同时，出现肢体拘紧，不能屈伸，或颈项强有抵抗感则为痿而兼痉；若患儿肢体痿废不用，又见到四肢发凉厥逆，特别是肘膝以下发凉则为痿而兼厥。若患儿肢体痿废不用同时又见到疼痛，又见筋脉拘紧展伸不利，颈项强有抵抗感则为痿而兼痹兼痉。

由于小儿正气不足，感受湿邪，侵袭经络以致气血循行不畅，营卫不利，肢体筋脉失于濡养，因而产生肢体筋脉痿废不用，形成痿证。更由湿为阴邪，其性沉着而不移，经脉不通，不通则痛，故临床上往往出现痹痛，但湿邪既可从阳化热，也可从阴化寒，如果从阳化热，则能伤及阴血，筋失所养，出现屈伸不利，筋脉拘急，甚则颈项强有抵抗感，形成痿而兼痉，诚如《内经》所云："诸痉项强，皆属于湿"，所谓"湿热不攘，大筋软短，小筋弛长，软短为拘，弛长为痿"。如果从阴寒化，脾肾阳气式微，又常见四末失其温养，出现四肢厥逆，形成痿而兼厥。

总之本病应从痉证、痹症、痿证和厥证等范畴来认识和辨治。但因脾主肌肉，主四肢，肾主骨，骨生髓，故其恢复期与后遗症之表现，与"肉痿"和"骨痿"更为接近。经云："脾气热则胃干而渴，肌肉不用发为肉痿，肾气热则腰脊不举，骨枯髓减，发为骨痿"。因此恢复期应从脾肾两补，重在补脾为主要治疗方法。现举例以证实。

例一：杨某某，女性，5 岁，因患多发性神经根炎于 1974 年 7 月 14 日至 8 月 29 日住某医院治疗：入院第二天，发现两下肢疼痛，不能站立，不能伸直，呈蛙型状态，两下肢皮肤敏感，膝腱反射引不出，两上肢无力，颈部抵抗，痛苦病容。入院第三天，发现咳嗽无力，语声低，面部无表情，双鼻唇沟消失，两下肢仍呈蛙型，仰卧外展状态，肢体疼痛过敏，经用抗菌素，激素以及针灸理疗等病情明显好转出院，于同年 9 月 2 日来我院儿科就诊。

现症：目前仍腰疼，腿痛，不能站立，不能走，全身肌肉极度松弛，食欲欠佳，大便干，日一次，尿黄少，记忆力差，心烦少言。

检查：慢性消耗性病容，精神差，面色苍白，反应迟钝，活动无力，形瘦如柴，皮肤脂肪薄，全身肌肉张力极差，手握力差。心肺（－），咽（－），苔白质淡，脉象沉细无力。

辨证：证属脾肾两虚，气血两亏。

治法：益气补脾，养血补肾。

方药：拟四君子汤和六味地黄丸化裁。党参、泽泻、生熟地、山萸肉、肉从蓉、川断各 10 克，淮山药 30 克，茯苓 12 克，炙甘草、丹皮、当归各 6 克，三付。六味地黄丸 10 丸，早晚各服一丸。

9 月 6 日二诊：服药后，饮食见增，扶物能站能走，但不能独立行走，仍觉周身无力，腰疼腿痛，肌肉仍松弛，大便初干，日 1 次，后见多，精神好转，前方加桑寄生 30 克，川断 12 克，以强腰膝。三付。

9 月 9 日三诊：药后饮食明显增加，能独立行走，但不能持久，肌肉较前有力，精神活泼，说话也较多，原方继续三付。

9 月 14 日四诊：今日患儿自己走进诊室。仍有时腰痛腿痛。急躁，睡眠不安，汗出较多，纳差。原方加生黄芪 10 克，以止汗固表，二付。

9 月 16 日五诊：患儿自己能走，能玩，爱说爱动，手脚肌肉恢复较快，饮食欠佳，二便尚可，苔薄黄，脉缓。虑久服滋腻之品，影响脾胃功能，改用香砂六君子汤加减，调理脾胃功能为主。处方：党参、白术、茯苓、白芍、焦神曲、焦山楂、焦麦芽、炙鸡内金各 10 克，炙甘草、砂仁、半夏、陈皮各 3 克，黄连粉 1.5 克（分冲），三付。同时予山楂丸 6 丸，早晚各服 1 丸。

此后患儿未再复诊。至 1977 年 3 月患儿因感冒来诊，见其体格很好，已上学

（小学二年级），仅记忆力较差。

按语：患儿两下肢不能伸直，呈仰卧外展状态，即呈蛙型状态。颈项有抵抗感，以为痉证。两下肢疼痛，腰疼，腿疼等症均为痹症。两下肢不能站立，不能走，全身肌肉极度消瘦松弛，双侧鼻唇沟消失等均说明肢体筋脉，肌肉痿废不用，称之痿证。本例患儿因同时见痉证、痹证、痿证，故称之痿而兼痹兼痉。但因就诊时已是恢复期阶段，以脾肾两补，重在补脾之法，故用淮山药30克，黄芪15克，党参10克，茯苓12克，收效较佳。

例二：魏XX女性，9岁，患儿于1978年8月17日起两下肢不能动，曾在XX医院诊断为"感染性多发性神经根炎"，给于激素疗法，住院50天，于1978年10月6日以好转出院。当天即来我院儿科诊治。

现症：目前不能站立，不能走路，自汗盗汗，汗出如洗，冷汗，四肢凉，扶物能站10分钟，咳嗽有痰，大便4日一次不干，溲可。

检查：慢性病容，满月脸，形体肥胖，身长长汗毛，面色苍白，心（－），肺（－）两上肢能摆不能过肩，两臂肌群普遍萎缩，两手大小鱼际，骨间肌萎缩明显，握手差，腰软无力，肌张力减低，腱反射消失，苔薄黄质淡，脉沉细弱。

辨证：脾肾两虚，气阴两亏。

治法：补脾益气，补肾养阴。

处方：拟四君子汤与六味地黄丸化裁。党参、山萸肉、泽泻、杜仲、白术、白芍各10克，黄芪15克，茯苓12克，山药30克，炙甘草3克，丹皮6克，生熟地各2克，川断15克，焦三仙各9克。六付。六味地黄丸20丸，早晚各服一丸。

10月12日二诊：药后饮食增加，盗汗大减，扶物能站45分钟；溲可，大便2日一次，不干，但以四肢发凉特别明显，尤其肘以下，膝以下冰冷，后背发凉，自觉有小虫在爬。近二日来咳嗽流涕不甚。检查：精神好，爱讲话，心肺（－），两上肢高举过头。原方去山萸肉，杜仲，焦三仙加回阳救逆、和血通络、强腰膝之品，加用附子10克，干姜3克，当归15克，鸡血藤15克，桑寄生30克。6付。太和妙灵丹，12丸，日二次各一丸。

10月18日三诊：药后四肢发凉明显好转，后背发凉已除，皮肤麻似有小虫爬也消失。盗汗基本治愈。外感咳嗽已除。能独立行走8～10步，饮食正常，再以香砂六君子汤加附子10克，桂枝5克，干姜3克，当归15克。15付。六味地黄丸50丸，早晚各服1丸。

11月3日四诊：药后能独立行走20米，腰仍软乏力，再以原方去木香、砂仁、半夏，加补肾强腰膝之品，加桑寄生30克、川断15克、川牛膝15克、鸡血藤15克。15付。以善其后。

经追访，能和小朋友一起玩耍，生活能自理，能做简单家务活，满月脸及长汗毛、形体肥胖均消失。

按语： 患儿除四肢痿废不用外，还见四肢逆冷，特别是肘以下，膝以下冰冷更明显为厥证。故称之为痿而兼厥也。因就诊是恢复期，故治法除脾肾双补，重在补脾外，还加用回阳救逆，和血通络之品，故效果较好，四肢厥逆，迅速消失，达到临床治愈的目的。

结语

感染性多发性神经根炎，近年来发病率有所增长趋势。是儿科常见病之一，本病成因是正气不足，外邪乘虚而入，流窜经络，气血畅达受阻，筋骨失养所致，故四肢痿废不用，特别是病处缓解静止的恢复期，更是体虚气血不足之时，以上两例均表现为四肢痿软不能站，不能走，肌肉普遍萎缩消瘦，肌肉松弛无力，故个人认为重点是脾肾两虚。因脾胃为后天之本，胃主受纳水谷，脾主运化精微，为生化之源，脾主肌肉，若脾亏失养则生化之源匮乏，导致气血虚弱，阳气不足，故四肢软弱无力，肌松肉驰，皮薄肉羸，致使手软不坚，肌软瘦弱。肾主骨，骨生髓，脑为髓海为生长之本。今肾虚则骨不坚，骨不坚则不能站立，不能行走，故本病为脾肾两虚，气血两亏之症，故治疗以益脾补肾，补气养血为主治法，方用四君汤和六味地黄丸加减化裁。但重点在补脾，这就是治痿独取阳明之意。

如果四肢发凉，特别是肘以下或膝以下，称为厥证，或痿厥。要用回阳救逆法，以附子、干姜、川桂枝等药治之，以使四肢厥冷复温，例2就是此意。

若有苔净质红绛者为阴虚血弱，津液亏损则加用滋阴养血生津之品，沙参、麦冬、生地、熟地、玉竹、当归、白芍等。

若腰膝酸软疼痛，四肢无力者，加重补肾强腰膝之品，如桑寄生、川断、牛膝、杜仲等品。

若后期气血虚弱，应重用补气补血之品，如黄芪，当归等等，有助气血恢复之运行，使病情早日康复。故补肾健脾，气血双养是治疗多发性神经根炎恢复期的一条重要途径，是行之有效的的重要治法。

北京医学杂志 1981 年 3 卷 2 期　　P 110–111

小儿病毒性心肌炎 40 例临床分析

小儿病毒性心肌炎一病，由于目前在治疗上缺乏对病毒有效的抑制药物，因而对其进行临床分析研究，提高疗效，很为迫切。

今年我们共治疗了有关小儿病毒性心肌炎 61 例，经过筛选，剔除了可疑的 13 例，不符合诊断标准的 8 例，现将小儿病毒性心肌炎的患者 40 例予以分析讨论。

一、病例选择和疗效标准

1. 病例选择

（1）外院明确诊断，治疗效果不显著。

（2）符合中国医学科学院儿科研究所在 1980 年《北京医学杂志》第一期"关于病毒性心肌炎"的诊断指标：

主要指标：

①急性慢性心功能不全或心脏综合征。

②有奔马律或第四心音或心包摩擦因或胎儿样心音。

③X 线或超声心动图检查有心脏扩大。

④心电图有严重心律失常，如多源性频发性期前收缩，完全性右束枝传导阻滞或 I 度、II 度、II 度以上传导 阻滞，房扑房颤，室扑室颤。

⑤心电图主要导联有明显 ST–T 改变。

次要指标：

①近期病毒感染史。

②有明显症状二律以上。

③心尖第一心音明显低钝。

④动态改变的心脏杂音。

⑤心电图一般心律失常，如新出现的室性心动过速，过缓，偶发期外收缩，不完全性右束枝传导阻滞，或低电压等。

⑥可有血清谷草转氨酶，乳酸转氨酶，肌酸磷酸激酶等的升高。

临床诊断条件：

①具备主要指标二项者。

②具备主要指标一项和次要指标二项者。

③严重的心律失常，加次要指标一项者，可临床诊断。

2. 疗效标准

（1）显效标准：①临床症状消失。②心律正常。③X线或超声心动图正常。④心电图正常。⑤血清酶正常。

（2）有效标准：上述五项指标有二项或二项以上有明显改变者。

（3）无效标准：连续治疗 3 ～ 6 个月后，五项标准无改变者。

二、临床资料分析

1. **资料来源**　本组小儿病毒性心肌炎 40 例中来自院外，明确诊断并经治疗效果不显者 30 例，本院门诊 8 例，住院 2 例，列表分析如下：

资料来源分析表

例数	30 例	8 例	2 例
百分比	75%	20%	5%

2. **性别与年龄**　本组 40 例中男性 16 例，女性 24 例，可见小儿病毒性心肌炎的发病，没有男女比例之分，但女孩的发病率较之男孩约高 20%。

在年龄方面，本组 40 例中，最小的仅 10 个月，最大的 14 岁。根据资料统计，3 岁以下为 5 例，4 ～ 7 岁者为 16 例，8 ～ 12 岁者为 14 例，12 岁以上者为 5 例，可见 4 ～ 7 岁和 8 ～ 12 岁学龄前后的儿童发病率为最高。附表如下：

性别年龄发病分析

类别	性别		发病年龄			
	男	女	3 岁以下	4 ～ 7 岁	8 ～ 12 岁	12 岁以上
例数	16	24	5	16	11	5
百分比	40%	60%	12.5%	40%	35%	12.5%

3．发病季节

本组 40 例中，春季发病者共 11 例，夏季发病者共 9 例，秋季发病者共 9 例，冬季发病者 11 例，可见小儿病毒性心肌炎一年四季均可发病，但冬春的发病率又较高。这与呼吸道感染流行季节有关。

发病季节分析表

类别	夏	秋	冬	春
例数	9	9	11	11
百分比	22.5%	22.5%	27.5%	27.5%

4．发病历程

本组 40 例中，最短的发病两天即在我院门诊治疗，最长的发病已达 7 年之久，才来我院治疗，根据资料统计，发病 6 个月以内者，即急性期有 22 例，6～12 个月者即恢复期有 4 例，1 年以上者有 14 例，列表如下：

发病历程分析表

类别	6 个月以内	6 月～1 年	1 年以上
例数	22	4	14
百分比	55%	10%	35%

5．症状与体征

本组 40 例中的临床症状，以心悸、盗汗、胸闷、乏力为多见，列表分析如下：

临床症状分析表

症状	例数	百分比	症状	例数	百分比
心悸	24	60%	发热	9	22.5%
气短	9	25%	咳嗽	4	10%
乏力	12	30%	头晕	6	15%
胸闷	13	31.5%	盗汗	13	32.5
胸痛	4	10%	颜面苍白	9	22.5%
憋气	4	10%	咳吐	7	17.5%
长出气	2	5%	腹泻	3	7.7%

在表中，以心律不齐，期前收缩，心律增快者多见。从临床观察中咽部充血，扁桃体肿大者较多，而上感症状并不明显，这与原发病的恢复期有关。列表如下：

体征分析表

体征	例数	百分比	体征	例数	百分比
心率 >100 次 / 分	23	57.5%	心前收缩期杂音	6	15%
心率 <60 次 / 分	1	2.5%	咽部充血	23	57.5%
心音低钝	6	15%	扁桃腺肿	20	50%
期前收缩	23	57.5%	明显淋巴结增生	3	7.5%

X 线及实验室检查方面：本组 40 例中经过 X 线胸透者中 5 例心影增大，35 例心影大小及搏动均正常。超声心动图重点病例作了检查，心脏结构有扩大者 3 例。实验室血清酶异常，GOT4 例，CPH1 例，∂–HBDH1 例。并有 1 例做了抗心肌抗体测定为阳性。心电图表现期前收缩者共 23 例，传导阻滞者 8 例，有联律者 6 例，列表如下：

临床心电图分析表

心电图表现	例数	百分比	心电图表现	例数	百分比
T 波水平倒置	6	15%	完全性右束支传导阻滞	1	
ST 下降	5	12.5%			
室性期前收缩	13		不完全右束支传导阻滞	2	20%
房性期前收缩	5	57.5%			
结性期前收缩	5		I° 房室传导阻滞	4	
窦性心动过速	4	10%	II° 房室传导阻滞	4	
窦性心动过缓	1	2.5%	低电压	1	2.5%
左心室肥厚	3	7.5%	高电压	4	10%
Q-T 延长	1	2.5%	联律	6	15%

6．临床疗效

本组 40 例中，经治疗后五项指标完全消失符合显效标准者 4 例，五项指标无变化着 1 例，其余 35 例均有不同程度的疗效。值得提出的，40 例中因各种原因而反复者达 6 例。

临床疗效分析表

类别	例数	百分比	总率
显效	4	10%	有效率 97.5%
有效	35	87.5%	
无效	1	2.5%	无效率 2.5%
复发	6	15%	复发率 15%

三、典型病例介绍

1．显效病例

王某，女，13 岁，病历号 42413，初诊日期 1980 年 7 月 10 日。

主诉：6 月 6 日开始发烧，T 39℃以上，伴有头晕身倦，经某医院治疗，诊断为感冒，应用庆大霉素和柴胡后，身热已解，惟自觉体怠，胸闷，气短，汗出，心慌不已。7 月 7 日复到某某医院检查，心电图 P-R 间期 0.19，QRS 间期 0.06，Q-T 间期 0.34，P-R 间期 0.19 > 0.18。诊断为 I 度房室传导阻滞。血沉 26cm/h，抗"O" 1：800，心肌酶谱 GOT33.8n，CPK32.8n，CDH162n，∂-HBDH39n。确诊为病毒性心肌炎，特来门诊治疗。

检查：血压 100/70mmHg，心律 95 次 / 分，律齐未见早搏，超声心动图检查：各房室腔未见扩大，心率快，A 峰消失，主 A 束支，束率稍慢，内部结构未见异常，舌苔薄白，脉象濡数。

证属湿热久羁，扰气则体怠气短，入血则胸闷气慌，逼蒸不已则汗出，法当清解湿热，气血并调，当归 10 克，生黄芪 10 克，生熟地 10 克，马尾连 6 克，黄芩 10 克，黄柏 10 克，淮丹参 15 克，苦参 15 克，五味子 10 克，炙甘草 3 克，生姜 2 片，大枣 5 枚，10 付，水煎服。

二诊：1980 年 7 月 21 日。药后汗出大减，有时心慌胸闷，食欲不振，惟心率近来较快，100 次 / 分，活动时明显，心律正常，未见早搏，舌淡苔白，脉象细数，证属气阴两虚,治当炙甘草汤加减。炙甘草 6 克,桂枝 6 克,炒白芍 10 克,五味子 10 克,麦冬 10 克,生地 10 克,麻仁 10 克,淮丹参 10 克,清阿胶 10 克(烊化),万年青 15 克,生姜 2 片。大枣 5 枚,20 付。水煎服。

三诊:1980 年 8 月 15 日。临床症状消失,8 月 8 日在某某医院检查,心电图正常,窦性心律,血沉 15mm/h,心肌酶谱正常。GOT13.6n,CPK47.2n,CDH91.4n,∂ -HBDH2o6n,再拟原方加减,以善其后。

按语:此例由于湿热久羁,气血伏病,故而胸闷,气短,盗汗不已,故用当归六黄汤加为治之。但病程既久,心气虚弱,故汗出虽减,而心率反快,活动时尤为明显,故转炙甘草汤加减,因而机体功能迅速恢复。

2. 有效病例

何某,女,4 岁半,病例号 31313,初诊日期 1980 年 2 月 21 日。

主诉:证经两个月半,初则发热呕吐,咳嗽有痰,心率 126 次 / 分,心律不齐,早搏 3 ~ 4 次 / 分,查白细胞 10600/mm³,N79%,L18%,M3%。胸透两肺清,心脏外形未见明显增大。GOT247n,心电图 Q-R 间期 0.08s,Q-T 间期 0.25s,窦性心动过速。窦房结性干扰,房性期前收缩,ST III Q VF V5 下降,诊断为病毒性心肌炎,经用水青、Vc 及中药治疗后,心率减慢 100 次 / 分,心律不齐,偶见早搏,心电图对比 P-R 间期 0.32s,未见早搏,窦房结性干扰,aVL QRS 电压变低,V1 导联,T 有倒置转为双向,aVF T 由地平转为直立,可见心率不齐,血沉 3mm/h,GOT 正常,刻下体温正常,心悸不已,面色微黄,口周泛青,舌苔黄腻质红,脉象缓滑。

证属余邪痰热未尽,扰动心神,心为神舍,舍空而痰热乘之,拟以清泻余热,用栀豉汤加味,山栀 3 克,法豆豉 10 克,连翘 10 克,黄芩 10 克,丹参 15 克,苦参 15 克,蚤休 15 克,万年青 15 克,焦三仙各 10 克,莱菔子 5 克,15 付,水煎服。

二诊:1980 年 3 月 10 日。药后无不适,心率 96 次 / 分,心律不齐,偶见早搏,心电图示:窦性心律不齐,房性期前收缩,各导联 ST-T 无异常偏移,证属病久气阴两虚,治以气阴双补,苦参 15 克,丹参 15 克,麦冬 10 克,五味子 10 克,炙甘草 10 克,桂枝 10 克,白芍 10 克,清阿胶 10 克(烊化),万年青 15 克,蚤休 15 克,生姜 2 片,大枣 5 枚。

按语:此例由于痰热内蕴,扰动心神,以致心悸面黄,苔腻质红 ,以祛邪复正。但邪去以后心率虽然转慢，但仍有心律不齐和早搏，显示病久气阴已经两伤，故用生脉散加味治之，有所好转。

3. 无效病例

李某，男，4 岁半，病历号 45824，初诊日期 7 月 17 日。

主诉：去年 3 月曾患流行性腮腺炎，嗣后即感胸闷憋气，伴以心动过缓，在当地医院治疗，检查心电图 II 度房室传导阻滞。诊断为病毒性心肌炎，选经中西药治疗不效。这次因家长公差，特来我院住院治疗。

检查：患儿面色无华，纳食不甘，胸闷憋气，长出气，大便 1 日 2 次，心率 56 次 / 分，心音低钝，未见早搏，律齐，心尖部可听及 II 级收缩期杂音，肝脾（－），肺（－），心电图 II° 房室传导阻滞，

证属久病中虚，心气不足，治以养心益气通阳法，用炙甘草汤加减。

炙甘草 10 克，桂枝 6 克，麦冬 10 克，生地 10 克，党参 10 克，黄芪 10 克，五味子 10 克，丹参 15 克，万年青 10 克，清阿胶 10 克（烊化），生姜 2 片，大枣 3 枚。30 付，水煎服。

按语：本例为慢性病毒性心肌炎，病情较重，共住院 30 天，因患儿家长出差到期，要求出院回当地治疗。住院期间，曾患上呼吸道感染两次，除服中药外，并用复方新诺明，四环素，水青等抗感染。出院时尚有低烧，心电图 II° 房室传导阻滞。治疗虽然未及 3 个月，处方未变动。故仍列为无效病例。

四、讨论与体会

小儿病毒性心肌炎，根据现代医学的论述，是由多种病毒侵犯心肌出现局限性或弥散性的急性、亚急性、慢性的炎症病变。其发病机理，是通过过敏或自体免疫有关。如流行性感冒，柯萨奇病毒，麻疹，水痘，流行性腮腺炎，传染性肝炎，传染性单核细胞增多症等均可引起心肌炎。其中以上呼吸道感染的各种病毒感染最为多见。本组 40 例的发病季节来看，多在冬季，这是符合上呼吸道感染流行季节的。我们并从临床观察中有半数以上的病例，均有咽部充血和扁桃体肿大的现象。虽然上呼吸道感染的症状并不明显，但已心脏受损，引起心脏的改变。说明小儿病毒性心肌炎有的可出现于原发病的症状期，也有的可出现于原发病的恢复期。并可成为最危险的并发症，结果严重的影响到小儿的健康。

关于病毒性心肌炎的诊断，通常只根据临床表现及心电图的改变，X 线和实

验室检查，结合临床连续观察而确定。大多数缺乏病毒学诊断的依据。我院由于条件所限，也不例外。

小儿病毒性心肌炎，从中医学说观点来认识，与"心悸""怔忡"的证候，大有相似之处。由于病毒性心肌炎大多数由于呼吸道病变而引发，结果痰热内羁，则宣降失司，故多咳嗽，气粗而胸闷痰热内蒸，扰动心神，心悸而神烦，心神不能自持，所以脉多结代，治疗的方法，宜用清化痰热，如栀豉汤，半夏泻心汤，则痰热一清，心自安宁。但是，当病邪从皮毛口鼻侵入人体之后，若正气不虚，则病变多在皮毛，肌肤，经脉等浅表部分。若正气虚弱，则病变常由表传里，由浅及深，从阳入阴，由肺传心，甚至成为最危险的并发症。因此，小儿病毒性心肌炎，若病邪深陷，正气不支，心阳不振，则多面色苍白，心悸不安。鼓动无力脉沉细而弱。阳气不达四末，不充于肌表，则四肢冷而形寒。阳气外越故汗出。这些虚寒败象，如救治不及时，常很危急生命。治宜参附龙牡救逆汤，以挽救元阳。阳回则生，阳亡则死。因此，在辨治方面，必须掌握疾病发生发展的规律，及其传遍途径，及时而有效的治疗，才能防其进一步的传变，以达到邪去正安目的，由于小儿病毒性心肌炎的病变在心，心位于胸中，主血脉，又主神明，为人体血液运行的动力所在，又是接受未来事物而发生思维活动过程的主要器官。一旦有病，能够引起血脉空虚出现气阴两伤，因血属阴类，久病血虚，不能养心则心悸，不能上荣于面则面色少华，心气虚弱，鼓动无力，气血不能正常运行，则脉细而弱，气短神倦。气属阳，阳虚则自汗，血属阴，阴虚则盗汗，法当气阴两补，如生脉散合炙甘草汤。如果盗汗自汗明显者，又当用当归六黄汤。小儿病毒性心肌炎，病程既久，不仅血脉空虚，导致心神病变，也能致心络不通，出现瘀血内阻，胸痛心悸，面色暗，神情呆滞，舌有瘀斑，脉象沉滞而不流利，治当祛瘀通络，调气养血，如血府逐瘀汤。人之所主者心，心之所养血，经云："主不明则十二官危"，所以心之有病，则一身皆可波及，影响到其他脏腑的功能，临床时尤当详辨，给予恰当的治疗。

本组40例中，属于痰热内羁的仅两例，按盗汗自汗治疗者8例，其余30例均运用生脉散合炙甘草汤加减治疗的，佐加丹参，苦参，万年青，蚤休调整心律，收到一定的效果。

此外，治疗期间，应该卧床休息，进食易于消化富含大量维生素和蛋白质的食品，以增强抗病能力，有助于机体功能的恢复。获效以后，尤应注意调其饮食，适其寒温，尽量避免感冒，以防复发。

儿科刘弼臣 沙海汶

北京中医学院东直门医院学术 论文汇编

第 1 集（1978-1981）P 273-280

当归六黄汤治疗小儿盗汗 3 例

当归六黄汤由当归，生地黄，熟地黄，黄芩，黄连，黄柏，生黄芪七味药物组成，具有气阴两补，清热降火之作用。临证凡属阴虚阳亢之盗汗，大病之后气阴两伤之盗汗，三焦实火湿热之盗汗，皆可用之，若气虚挟寒者则宜慎用。笔者在临床实践中，按当归六黄汤的证治原则，积累了一些病例，兹择 3 例，介绍如下：

例一、肾病综合征后盗汗

杨某某，男，5 岁。

因反复浮肿尿少五个月，于 1979 年 7 月 24 日住 ×× 医院。当时全身高度浮肿，尿少，蛋白（++++），血胆固醇 695mg%，球蛋白 3.8g%，NPN45mg%，$CO_2CP39.4VoL\%$，肝功能正常，澳抗（－），血沉 115mm/h，胸透（－）。诊断为肾病综合证。经青霉素，强的松，环磷酸氨等药物治疗后，水肿消失，惟汗出不已，胆固醇 340mg%，化验其他指标均正常，遂来我院门诊。夜间盗汗，辄湿透枕巾。伴心烦急躁，睡眠不实，时或腰疼，大便干燥，溲黄短少；满月脸，形体肥胖，苔薄黄质红，脉弦细数。证属肝肾阴亏，阴虚生热，热迫汗泄。治以滋阴清热，方以当归六黄汤加味：当归 10 克，生黄芪 10 克，生熟地各 10 克，山萸肉 10 克，五味子 10 克，茯苓 10 克，黄芩 6 克，黄连 3 克，白芍 3 克，煅牡蛎 30 克，淮山药 10 克，焦三仙各 10 克，服上方后，五剂而盗汗减轻。继进两剂，盗汗遂止。

例二、黄疸型肝炎后盗汗

张某某，男性，7 岁。初诊日期：1979 年 7 月 29 日。

患儿于 1979 年 4 月下旬患急性黄疸型肝炎，治疗未愈。1979 年 7 月 2 日化验，GPT195 单位；肝大 1cm。现症：盗汗自汗，蒸蒸而出，纳呆恶心，右胁疼痛，乏力便干，溲黄量少，精神较弱，面色萎黄，形体消瘦，毛发枯黄，腹软肝大 1cm；苔薄黄质红，脉细数。证属于气阴两伤，湿热余邪未尽。治以滋阴清热，燥湿疏肝。方用当归六黄汤加味：当归 10 克，生黄芪 15 克，生熟地各 10 克，黄芩 6 克，黄柏 6 克，熟大黄 6 克，茵陈 6 克，柴胡 10 克，白术 10 克，山药 15 克，焦三仙各 10 克，白芍 10 克，炙甘草 6 克，6 付。

1979 年 7 月 31 日二诊：服上方 6 剂后，饮食明显增加，精神明显好转，大便已不干，胁痛亦减，溲仍黄少，自汗盗汗好转；舌脉同前。原发去熟大黄，加茯苓 10 克，半夏 6 克。3 剂。

1979 年 8 月 4 日三诊：上方服 3 剂后，盗汗自汗止，胁痛亦止，纳佳，二便正常。肝已不大，GPT（－）。再以补肝和胃法以善其后。随访至今，诸证未犯。

例三、病毒性心肌炎合并盗汗

王某某，女，13 岁。初诊日期：1980 年 7 月 10 日。

患儿于同年 6 月 6 日开始发烧 39℃以上，伴有头晕身倦；经某某医院按"上感"治疗，予庆大霉素，柴黄片等后，身热解，惟自觉倦怠、胸闷气短、盗汗心慌。7 月 7 日复到某某医院检查：心电图为 I 度房室传导阻滞。心肌酶谱 GOT33.8n（正常值为 7～24n），CPK32.8n（50～120n），CDH162n（正常值为 40～110n），∂－HBDH379n（正常值为 90～220n），诊断为病毒性心肌炎，特来门诊治疗。检查：心率 95 次／分，律齐，第一心音略低钝，心动超声（－）。苔薄黄腻，脉象濡数。证属热邪久稽，扰气以致倦怠气短，入血以致胸闷心悸，蒸迫以致汗出不已。法当滋阴养血，清热除湿。方以当归六黄汤加味：当归 10 克，生黄芪 10 克，生熟地各 10 克，马尾连 10 克，黄芩 10 克，黄柏 10 克，紫丹参 10 克，五味子 10 克，炙甘草 3 克，生姜 3 片，大枣 5 枚，10 剂。

1980 年 7 月 21 日二诊：服上方 10 剂后，汗减，有时心慌胸闷，食欲不振。心率 100 次／分，动后尤显，苔脉同前。证属气阴两虚。治以原方加桂枝 6 克，大白芍 10 克，阿胶 10 克（烊化），万年青 20 克，10 剂。

1980 年 8 月 10 日三诊：诸症消失。8 月 8 日在某某医院复查；心电图正常，心肌酶谱亦全部复常。再以原方加减，又服 5 剂以善其后。

按语：上述 3 例病证，既有共同之处，又有特异之点。同是主症相同，都是盗汗症状；异是兼症不同。故在运用当归六黄汤时，各随兼症不同而进行了相应的加减。例一因见腰痛烦躁等肝肾阴虚之症，故加用山萸肉，五味子，白芍，煅牡蛎滋阴收敛之品；例 2 因见胁痛肝大等肝血不足，湿热内郁之症，故加用了柴胡，茵陈，白芍，炙甘草，白术，山药等疏肝养血，化湿健脾之味；例3因见心率加快等症，故加用炙甘草，桂枝，苦参，丹参，万年青等调节心率之药。实践证明，遵照当归六黄汤的证治原则，以该方为主，随证加减化裁以治疗盗汗，临证常可应手取效。

北京中医杂志 1984 年 1 期　P 39-40

腮腺炎 1 号治疗流行性腮腺炎 50 例

流行性腮腺炎是儿科常见病多发病。我科运用自制的腮腺炎 1 号加减治疗此病，取得了一定的疗效。现就临床观察病案 50 例分析于下：

一、病例选择和疗效标准

1. 病例选择：（1）有流行性腮腺炎接触史；（2）潜伏期 14 ~ 21 天；（3）起病有热或无热，一侧或双侧腮腺炎非化脓性肿胀，以耳垂为中心，表面不红，肿胀，腮腺边缘不清，触诊有弹力感，压痛不剧，咀嚼时局部胀痛加重，腮腺管口可见红肿。舌下腺，颌下腺可同时肿大。

2. 疗效标准：

痊愈：7 天内症状消失者，合并症也消失者。

有效：8 ~ 10 天内症状消失者。

效差：10 天以上症状消失者。

二、临床资料

本组 50 例中，男性 24 例，女性 26 例；最小的 1 岁 4 个月，最大的 12 岁；最短的发病半天即来门诊，最长的发病已达 6 天之久，临床症状以发热，腮肿，颌下腺肿，头晕呕吐，多语，睾丸炎，舌苔黄腻为多见。

治疗结果：痊愈 37 例，有效 7 例，效差 6 例。

三、方药

金银花，连翘，大青叶（或板蓝根），赤芍，蒲公英，地丁，黄芩，制军，生地，生石膏，水煎服，日 1 剂。

加减：有表证加薄荷，荆芥，僵蚕；里热者加黄连，马尾连，山栀；湿邪盛者加藿香，佩兰，扁豆，滑石；合并睾丸炎加橘核，荔枝核，茴香，川楝子；咽红者加牛蒡子，马勃，儿茶，桔梗，生草，锦灯笼。

外用：如意金黄散，油调外敷。

四、验案举例

马某，男性，3岁半，病历号：134752，初诊日期：1983年5月9日。

主诉：两耳垂部肿大3天，发烧1天，今晨起睾丸红肿疼痛，纳食欠佳，大便干燥，溲黄。有腮腺炎接触史。

检查：两腮肿大2×2cm，有压痛，腮腺管口微红。苔黄腻质红，脉象浮数。右侧睾丸红肿为3～4cm，硬疼拒按。

诊断：流行性腮腺炎合并睾丸炎。

辨证：湿毒侵袭少阳，邪毒下传厥阴肝经所致。治法：清热解毒，消肿止痛。

处方：腮腺炎1号，连翘10克。金银花10克，板蓝根15克，粉赤芍10克，蒲公英10克，地丁10克，制大黄10克，薄荷3克（后下），山栀6克，生石膏30克（先下），僵蚕6克，桔核10克，荔枝核10克，茴香10克，川楝子6克。3付。如意金黄散1袋，油调外敷。9月30日追访，3天退热，4天腮腺及睾丸均肿消，痛止而痊愈。全程7天。

流行性腮腺炎中医称为"痄腮"，是内有蕴热复感风温疫毒所致，故治宜疏风清热，解毒消肿止痛，腮腺炎1号正是此功。本方以《奇效良方》中普济消毒饮加减化裁而来。方中黄芩，大黄，泻火解毒通便，金银花，连翘，地丁，蒲公英清热毒，生地，赤芍，清热凉血活血，大青叶或板蓝根；解毒利咽，生石膏解肌清胃热，合之则气分，血分热均能清除。加上外用如意金黄散，以助消肿止痛，故临床疗效较好。

北京中医学院学报84年4期　P 32

当归六黄汤加减治疗儿科盗汗举例

当归六黄汤由当归、生地、熟地、黄芩、黄连、黄柏、生黄芪等7味药组成，具有滋阴清热，降火燥湿，益气固表的作用，为临床治疗盗汗良方。笔者用此方加减治疗儿科多种疾病引起的盗汗，取得了较好疗效。现举例介绍如下。

例一、黄疸性肝炎盗汗例

张某某，男性，7岁，1979年7月24日初诊。感染急性黄疸性肝炎已经有3月，肝在右肋下1cm，谷丙转氨酶195单位，诊见患儿面色微黄，形体消瘦，毛发枯黄，自汗盗汗不止，乏力，纳呆，恶心，便干，右胁疼痛，舌红，苔薄黄，脉细数。证属气阴两伤，湿热余邪未尽，治当滋阴燥湿，清热止汗，佐以柔肝止痛。方选当归六黄汤加味；当归10克，生黄芪15克，生熟地各10克，黄芩6克，黄柏6克，制川军6克，茵陈15克，柴胡10克，白术10克，山药15克，焦三仙各10克，白芍10克，炙甘草6克。服药6付，汗出减轻，纳食转佳，精神好转，大便已经不干，胁痛不甚，溲仍黄少，苔脉同前，原方去制川军，加茯苓10克，半夏6克，再服3剂，汗出已止，胁痛消失，二便正常，食欲明显增加，肝已不大，谷丙转氨酶也已经恢复正常，继予补肝和胃善后。1980年7月15日随访，身体健康，盗汗一直未犯。

按语： 黄疸型肝炎由湿热内羁，肝失疏泄而成。本例病延3月，湿热余邪未尽，气阴已伤，阴虚生火，迫汗外泄，故见汗出不已，治当滋阴燥湿，阴虚得复，湿热尽蠲，故其汗自出。

例二、肾病综合征盗汗例

杨某某，男，5岁，1979年7月24日初诊。反复浮肿，尿少已经有5个月，曾在××医院住院治疗，诊断为肾病综合征，经用青霉素，环磷酸氨治疗后，水肿消失，惟夜间盗汗不止，枕巾，头发均湿透，伴心烦急躁，睡眠不安，有时腰疼，大便干燥，溲黄短少，舌红，苔薄黄，脉弦细数。阴虚内热，热迫汗泄，治宜滋阴清热。方用当归六黄汤加味：当归10克，生黄芪15克，生熟地各10克，山萸肉10克，五味子10克，茯苓10克，黄芩6克，黄柏6克，黄连3克，白芍10克，煅牡蛎30克，淮山药10克，焦三仙各10克。服药5剂，盗汗明显减轻。又服5剂，盗汗消失。

按语： 肾病综合征属中医水肿范畴。利水过多伤阴，阴伤则虚火妄动，迫液外泄而盗汗不止。本例以滋阴清热获效，乃取壮水之主以制阳光之意也。

例三、病毒性心肌炎盗汗例

王某某，女性，13岁，1980年7月10日初诊。1个月前因高烧，头晕，身倦，某某医院诊为"上感"，治疗后，身热虽退，但汗出不止，伴有心悸，怔忡，气短，倦怠，胸闷。7月7日复到某某医院检查：谷草转氨酶（GOT）33.8单位（正常值为7～24单位），肌酸磷酸激酶（CPK）32.8单位（正常值为10～100单位），乳酸脱氢酶（LDH）162单位（正常值46～97单位），–HBDH 379单位（正常值85～231单位）。诊断为病毒性心肌炎。7月10日来我院门诊，脉象濡数。证属热伤气血，逼蒸阴液外出，治宜养血止汗，清热。方用当归六黄汤加减：当归10克，生黄芪10克，生熟地各10克，马尾连10克，黄芩10克，黄柏10克，紫丹参15克，苦参10克，五味子10克，炙甘草10克，生姜3片，大枣5枚。服药10剂，汗出已止，继予上方20剂，以巩固疗效。8月10日来门诊复查，临床症状消失，心电图正常，GOT，CPK，LDH，∂–HBDH也均在正常范围内。

按语： 病毒性心肌炎，属于中医"心悸、怔忡"范畴，多由邪热扰心引起。心气虚则倦怠少气，心主血属阴。热邪久羁，心血虚则悸动不安；血虚身热，逼蒸阴液则汗出不已。本例治以养血止汗，由于辨证用药得当故用药30付即见效验。

例四、缺血性贫血盗汗例

刘某某，女性，8个月，1979年7月26日初诊。家长代述，患儿夜间哭闹烦躁，盗汗不止已有1个多月，伴有纳差，便干，呕吐诸症。诊见患儿面黄肌瘦，眼睑苍白，头发黄稀，精神萎靡，心率90次/分，律齐，心尖部有II级柔软吹风样收缩期杂音，心界不大，肺（–），舌红，苔黄腻，脉沉细数。血红细胞300万/mm^3，形态较正常为小；血红蛋白8,2克%。诊断为缺铁性贫血。证属于血虚内热，热迫汗出泄，治宜滋阴养血止汗。方用当归六黄汤加减：当归10克，生黄芪15克，生熟地各10克，白芍10克，黄连1克，黄柏6克，黄芩6克，炙甘草3克，生姜3片，焦三仙各6克。服药3剂，烦躁已除，精神好转，睡眠安稳，唯尚盗汗，上方加何首乌、麻黄根10克，生牡蛎15克，以养血敛汗。服药6剂，盗汗已止，饮食增加，喜饮水，二便正常，面色转红，眼睑苍白好转，血红细胞400万/mm^3，血红蛋白11克%。上方加鸡血藤15克，再服6剂。8月14日，血红细胞450万/mm^3，形态正常，血红蛋白13.5克%。

按语： 缺铁性贫血属中医虚损范畴，虚损有阳虚、阴虚和气虚、血虚之别。小儿虚损以阴虚、血虚者居多。阴虚生内热，热逼心液外泄，故汗出不已。汗血同源，汗出过多往往可导致虚损加重。本例以滋阴、养血治疗，收到了盗汗止，虚损复的效果。

例五、脓性扁桃体炎盗汗例

罗某某，男性，12岁。1980年6月13日初诊。发烧、咽痛、夜间盗汗如洗4天，伴头晕、恶心、纳差、肠鸣。诊见患儿呈急性热证面容，口唇焦红，咽部充血明显，扁桃体肿大Ⅱ－Ⅲ度，有较多脓性分泌物，心肺（－），舌红，苔黄腻，脉濡数。血白细胞11000/mm^3，诊断为急性化脓性扁桃体炎。证属风热时邪上攻咽喉，热蒸阴液则汗出，治宜养血解毒，佐以利咽。方用当归六黄汤加味：当归10克，生黄芪10克，生熟地各10克，黄芩10克，黄连3克，黄柏10克，生石膏30克（先下），桔梗6克，生甘草3克，板蓝根15克，锦灯笼15克，服药3剂，烧退，头晕恶心消失，夜间盗汗明显减少，二便正常，扁桃体肿大Ⅱ度，无分泌物，血白细胞6400/mm^3。再服原方3剂，扁桃体已经不肿大，诸症消失。

按语：小儿之体，阳有余而阴不足，感受外邪，每当从阳化热。化脓性扁桃体炎，中医称为"烂乳蛾"，多由外邪郁而化火，上冲咽喉，蒸腐气血成脓所形成。热邪熏蒸亦可汗出不已，本例治以养阴解毒，随着毒解热除。盗汗自止。

当归六黄汤一方见于《兰室秘藏》下卷自汗门，李东垣称此方为"治疗盗汗之圣药"，朱丹溪称此方为治疗盗汗之神剂（《丹溪心法》），王肯堂则用以治疗血虚盗汗，内热晡热之证，可见在明以前此方已经被广泛用于盗汗。

本文所举5例，虽然疾病各异，但盗汗均为其共有之主症。从中可以看出，当归六黄汤治疗儿科盗汗的适应证颇为广泛。

《小儿药证直诀笺正》提出："盗汗未必皆是虚证，阳热太旺者亦有之，亦可用当归六黄汤苦寒泄降，借黄芪走表之功，佐苦药达于表分而阳潜，则汗自止"。本文案五即系上述"阳热太旺"的盗汗一例，风热时邪，上攻咽喉，症见发烧头晕，面赤唇焦，咽喉红肿腐痛，睡中汗出通身如浴，枕巾被褥湿透，西医诊断为急性化脓性扁桃体炎，服本方加减三剂，病去大半，再服3剂，诸证悉平。因此说明当归六黄汤，不仅能治血（阴）虚有火的盗汗，大病之后气阴两亏的盗汗，而且也能治疗湿热熏蒸阳热太旺之盗汗。但需指出，本方内有苦寒之品，对气虚挟寒患儿则宜慎用。

中医杂志1984年6期　P54－55

七味白术散治疗小儿脾虚泄泻 50 例

七味白术散，原名白术散。首载于宋代名医钱乙所著《小儿药证直诀》。由人参（党参），茯苓，白术，甘草，木香，藿香，葛根七味药组成。主治"脾胃久虚，呕吐泄泻，乳食不进……"。笔者近年来用此法治疗脾虚泄泻 50 例，效果确切总结如下，不妥之处，敬请同道批评指正。

一、一般资料

1. **性别与年龄**：本组 50 例小儿泄泻，其中男性 30 例，女性 20 例。年龄最小 10 天，最大 4 岁。其中 6 个月以内 24 例，占 48%，7 个月～1 岁 8 例，占 36%，1 岁以上 8 例，占 16%。

2. **病程**：最短 2 天，最长达 2 个月之久。

二、疗效标准和结果

1. **疗效标准**：

痊愈：2～3 剂药后，泄泻停止，其他症状消失者，化验（－），为痊愈。

有效：6 剂药后，泄泻停止，余症消失者，化验（－），为有效。

无效：6 剂药后不见效，或中途用西药者为无效。

2. **疗效结果**：

痊愈：36 例占 72%。

有效：10 例占 20%。

无效：4 例占 8%。

三、体会

1. 笔者多年来习用七味白术散，临床效果确切，因此深刻体会到钱乙组方，配伍，立法严谨，每首处方均体现理法方药的规律，理论联系实践，足为后学典范。就以此方而言，钱乙说："脾虚不受寒温，服寒则生冷，服温则生热，当识此勿换"。方中白术为主药，辅以茯苓，藿香，甘草芳香，健运而不壅滞，用量均重。人参或党参，甘草，功专补益，助白术补脾，但有干厚之虞，用量轻，是取其长而避其短也；木香量少，以避辛燥；葛根量大，意在鼓舞胃气，上腾津液，合而观之，方用四君子汤，补脾胃而滋化源；藿香，木香，葛根，芳香调达，轻清鼓舞，悦脾健胃，能补气化湿而更行其津液。故可以看出钱乙立法思想是：（1）体现保护小儿脾常不足的生理特点。（2）抓住泄泻的病机是脾虚湿盛和脾胃气机升降失调。（3）重视此病易于耗伤气津的客观症状，全方以甘辛微温，助阳气而无刚燥之弊，滋化源又无腻滞之害，寓清于补，意在扶脾助运。

2. 小儿泄泻最易耗伤津气，从临床症状上看，小儿泄泻，在短时间内，即可出现口渴，溺少，前囟门及眼窝处凹陷等脱水症状，多伴有发热，精神困倦，肢体无力。故钱乙提出热甚发渴者去木香之辛燥，渴者加重葛根之用量，佐全方趋于甘平，有生津之能而无伤津之害，可见钱乙制方用意至深。

3. 用"白术散"生胃中津液，是钱乙制方十分强调的一点。一般治法当以甘寒滋润以生胃中津液，而钱乙却投甘辛微温，促运脾胃阳气之品，主要是因为脾胃为生化之源，脾胃弱则生化无力，津液越是亏乏，胃中津液的化生要靠脾胃之阳气的健运。因此白术散扶脾助运，鼓舞胃气，津液当可再生。

4. 本方加减法

若有咳嗽加桔梗，前胡；若有呕吐加半夏，陈皮，姜竹茹；若有发烧加连翘，黄芩；若流涕加荆芥，防风，薄荷；若小便短少加车前子，泽泻，"治泻不利小便，非其治也"。若腹胀且满加焦三仙；若泻甚中气下陷，加黄芪，升麻，柴胡；若面色苍白，泻物稀薄，四肢不温，加附子，山药；若久泻出现睡眠不安，易惊醒者加白芍，钩藤等。

北京中医学会年会论文选集（1984-1985度） P263-265

呼吸暂停症验案 1 例

病例：患儿李某，男性，2 岁，初诊 1983 年 12 月。

患儿半年前开始哭闹后闭气，面部随之青紫，1～2 分钟之后自行缓解，半年来发作 10 余次。面色萎黄，形体消瘦，烦躁不安，盗汗，大便偏干，小便黄，舌苔薄黄，质红，脉细数。

辨证：素体气血不足，阴虚内热，复因生气，以致气血不相顺接，故发生闭气，阴虚内热，热迫汗泄，故夜间盗汗。

治以：滋阴清热，益气固汗。

方用：当归六黄加味：当归 10 克，生熟地各 10 克，生黄芪 10 克，黄芩 3 克，黄柏 3 克，黄连 1 克，首乌 10 克，白芍 10 克，鸡血藤 15 克，焦三仙各 10 克，煅牡蛎 15 克，炒白术 6 克。随证加减治疗 3 个月，患儿闭气发作消失，盗汗亦愈。

按语：小儿呼吸暂停是一种小儿较见的神经官能性疾病，每遇生气，惊恐等情绪波动后，突然哭叫，随之呼吸暂停，两唇青紫，严重者可伴有全身强直，知觉丧失，抽搐。本患儿除符合上述表现外，尚有盗汗，故辨为气血不足，阴虚内热。治以滋阴清热，益气固表，方用当归六黄汤加味治疗后，盗汗消失的同时闭气发作亦止，可见治病必求其本，而不应头痛医头，脚痛医脚。

中医杂志 1985 年 7 期　P32

什么叫小儿痿证？

答：小儿痿证是指小儿手足软弱无力，肢体皮肤发麻发木，失去收缩能力，呈现松软状态，就像草木枯萎一样。临床表现为抬举，起坐，行走，蹲站，持握时软弱无力，不能运动日久则四肢瘫痪，痿废不用，并以下肢较为多见，所以古人称"痿躄"。

根据小儿痿证的临床表现特点，类似现代医学中的急性脊髓灰质炎（小儿麻痹症），急性感染性多发性神经根炎，进行性肌营养不良症，重症肌无力，运动神经元性疾病，周期性麻痹和癔病性瘫痪等等。痿证多起于温病之后，也有部分患儿出生后即见症状，随着年龄的增长而症状逐渐明显，以 5～10 岁为多，患病后多数病儿能逐渐恢复健康，严重者则遗留后遗症。

中医杂志 1985 年 1 期　P 75

健脾杀虫法治愈小儿顽固性哮喘 1 例报告

田×× ，女，9 岁，病历号：16683 初诊日期：1979 年 3 月 1 日

主诉：咳喘 8 年多，时发时止。四日前因吃带鱼后，咳喘加重，痰鸣作响，胸闷发憋，夜间加剧，甚至不能平卧，纳差，大便偏稀，经常腹痛，过去有过敏性咳喘史，对油漆，带鱼，虾类等过敏，婴幼儿湿疹至今未愈。有蛔虫，蛲虫病史。检查：双肺散在中等哮鸣音，左侧外耳道湿疹，苔薄白，舌淡红，脉象细滑。之后曾用七种治咳嗽方药和一些脱敏西药及中成药，均有一定效果，但都不能止住哮喘。

二诊：1979 年 8 月 2 日，患儿哮喘白天略轻，夜间加剧，睡眠不好，痰多易

吐，纳差便干，经常脐周围疼痛。检查：一般情况较差，精神不振，面色灰青，头发晦暗无光泽，皮肤粗糙，形体消瘦，骨瘦如柴，性情急躁，眼、口、唇、面部均有虫斑，两肺可闻哮鸣音，腹部柔软，未见异常，苔白质淡，脉象沉细无力。辨证：脾虚虫积，诱发哮喘，治以健脾杀虫，方用小建中汤加味：川椒 10 克，乌梅 10 克，桂枝 6 克，白芍 18 克，生姜 3 片，大枣 5 枚，炙甘草 6 克，饴糖 30 克（分冲），使君子 10 克，苦楝根皮 10 克，3 剂。

三诊：8 月 7 日，药后下蛔虫 10 余条，腹疼减轻，咳喘明显减轻，精神好转，面色好转，心（－），肺（－），深吸气时偶闻哮鸣音。原方 3 剂。

四诊：8 月 11 日，药后又下蛔虫 30 余条，腹痛止，喘已平。仍有轻咳。心（－）肺（－），深吸气时亦未闻哮鸣音，苔薄质淡，脉象沉细，拟调理脾胃和中之法，方用香砂六君子汤治之，以固其效。处方：木香 3 克，砂仁 6 克，党参 10 克，茯苓 10 克，炙甘草 3 克，半夏 10 克，陈皮 10 克，3 付。

五诊：8 月 14 日，药后又下蛔虫 5 条。腹痛止。昨天感冒流涕，轻咳不喘，心（－），肺（－），原方去木香，半夏，炙甘草，加生黄芪，全瓜蒌，当归各 15 克，固表，养血，润燥，3 剂，益善其后。

10 月底经家访：患儿共下蛔虫 50 条，哮喘一直未犯。1980 年～1984 年 3 月，身体健康，一直未犯哮喘。

北京中医杂志 1985 年 2 期　P 54

进行性肌营养不良症的中医治疗

进行性肌营养不良症，是一种家族性遗传性疾病。其主要病变为一定部位的随意肌肌群衰弱萎缩，最后完全丧失运动能力。其病因尚不完全清楚。临床可分为全身型（假性肥大型）、面肩肱型、青年型类型，以全身型最为多见。目前尚无特效疗法。近年来，我们应用中医中药治疗进行性肌营养不良症，摸索了一些经验。

中医虽然没有进行性肌营养不良症这一病名，但早在《内经》中就有"五脏使人痿"之说，还有"三阴三阳发病为偏枯痿弱，四肢不举"等论述。《内经》认为："肺热叶焦"是其病因，还认为湿热之邪也是成痿因素。张景岳认为，精血耗伤，气血衰败，元气败伤，也是小儿痿证的重要病因。

本病的治疗，当以辨证施治为要。初起阶段，可见四肢无力，以下肢为重，起初站起费力，随后步行艰难，步态蹒跚，呈鸭步状态，面色萎黄，形体瘦弱，胃纳减退，苔白，质淡红，脉象沉细。治疗应以补脾培肾，益气壮骨为主，可用四君子与六味地黄丸加减：生黄芪、党参、白术、茯苓、黄精各 12 克，熟地、山萸肉、淮山药、破故纸、菟丝子、牛膝各 10 克。晚期阶段，可见形体虚弱，面色苍白，四肢软弱无力，肌肉明显萎缩，或足不任地，四肢发凉（以肘膝关节以下为甚），舌淡少苔，脉象沉细而弱。治疗应以助阳填精，健脾益气为主。可用虎潜丸加减：熟地、龟板、牛膝、杜仲、锁阳、白芍、破故纸、党参各 10 克。如果阳虚极甚，膝肘关节以下甚凉，可加附子 6～10 克，干姜 3 克，以回阳救逆；若肌肉萎缩，肌张力低，可加马钱子粉 0.3~0.6 克，以增强肌肉兴奋性。

这里，有必要说一下马钱子的应用问题。马钱子可祛风除湿，散寒通络，活血止痛，适用于风寒湿邪引起的腰腿臂或全身疼痛，半身不遂诸证。但此药有剧毒，需正确使用。发病初起不可用大剂量，成人一般从 0.6 克，儿童从 0.3 克，3 岁以下幼儿从 0.15 克开始起用。要配于汤药之中，不可单用。服药 20 天为一个疗程。间歇 5～10 天，再进入第二个疗程，马钱子粉的量要加一倍。以后酌情再加。如果服药进程中发生颈项强硬、肢体颤抖、肌强直性痉挛、呼吸窒息，甚至不省人事，则为服药过量。轻者可用肉桂 6～10 克或甘草 30 克煎汤服用，重者需立即进行静脉点滴等处理。

健康报 1985 年 6 月 9 日　（3 版）

2000 年的中医儿科设想

刘弼臣　沙海汶

中医儿科对中华民族的繁衍昌盛有着特殊的贡献。现在仍为我国三亿七千万儿童的保健事业发挥着它的特殊作用。由于它的疗效独特，得到广大人民群众的支持信赖和赞许。振兴中医，发展中医儿科，势在必行。今后十余年间，随着科学技术的不断发展，在中医儿科领域中由于新技术新方法的不断采用，定将出现一个崭新的局面。

一、中医儿科的现状

存在的问题：

（一）医疗设施不全——在全国范围内迄今尚无一所中医儿科的专科医院，全是附设在综合医院内，因而在人力、物力、财力方面，不能给予充分支持，很多综合医院中仅有门诊、未设病房。迄至目前，中医儿科病床仅在省、直辖市一级的综合医院中设立，根据初步估计，不到4000张，平均每千名儿童中只有中医儿科病床0.11张。而且发展极不平衡，布局也不合理。与西医儿科更是无法相比，当前全国有西医儿童医院25所，床位6000张，妇幼保健院和产科医院202个，床位1800张，妇幼保健所（站）2649个，差距之大，奚啻天壤。

（二）人才匮乏——中医队伍，根据目前统计，30万左右的中医队伍中，擅长中医儿科者，大约4000人左右，平均每千名儿童中才有中医儿科大夫0.11人。而且在4000人中，副教授、副主任医师水平以上者，尚不到100人，尤其是许多名老中医儿科专家，相继谢世，生平未配助手，他们的学术思想和临床经验没有继承下来，有的绝技濒于失传，对中医儿科事业的发展影响很大。

优生优育使儿童健康发育是关系到民族兴旺的一件大事。自从1981年中央书记处提出全党全社会都要重视儿童和少年的健康成长以后，儿童保健工作越来越得到社会各方面的重视，妇产、儿童等专科医院得到重点发展。现在，全国70%的育龄夫妇落实了不同的节育措施，对独生子女的保健要求也越来越高，仅凭目前的西医儿童医疗机构来承担很难适应社会的需要。当前我国经济形势一片大好，人民生活水平越来越高，小儿的营养越来越好，但是由于喂养方法的不当，三周岁以内的小儿发病率很高，轻微小病亦必就诊，以致目前儿童医院已到了无法接待患儿就诊的饱和状态，因而实行了分区包干的方法。

优势：

中医儿科自古以来，对小儿的保健调护预防治疗有很丰富的经验，尤其对某些急症如高热、喘咳等；某些病毒性疾病如病毒性肺炎、病毒性心肌炎等；脾胃病如呕吐、泄泻、消化不良等；以及某些过敏性疾患，神经功能性疾病；疗效均较西医西药为高，而且毒副作用较小，深受广大家长的欢迎和信赖。因此，应充分利用中医儿科的保育知识和诊疗技术，使儿童茁壮成长，以填补现代医学的不足。随着我国经济的发展，医疗事业也正向着更高水平迈进，专科医院将得到重点发展。为了充分发挥中医儿科医疗保健经验的优势，应建立中医儿科专科医院。预计到九十年代，可望在北京、上海、广州、南京、武汉、沈阳、成都、西安等大都市各建一所中医儿科专科医院。深信到2000年各省可望建立一所中医儿科专科医院。能够根据小儿的特点，治疗内、外、五官等各种疾病，向更高的水平发展，同时广泛开展优生优育，科普咨询活动，提高中华民族的素质。

二、措施建议及展望

（一）提高儿科疗效，开展临床研究，进行剂型改革

首先要研究小儿发病的趋势，提高疗效。当前人民生活水平越来越高，都希望子女茁壮成长，因而想方设法增加小儿营养，结果超过小儿脾胃负担的能力，往往适得其反。因此，小儿脾胃病将会越来越多。由于工业发展，带来空气污染的加重，相应地呼吸道的病变也会越来越多。相反地随着预防医学的发展、预防措施的加强，传染病将会越来越少，甚至有的传染病将会灭绝。这是当前和未来小儿发病的总趋势。其它如自身免疫性疾患，过敏性疾患，病毒性疾患，神经性疾患，血液病等，这些疗效本来是很差的疾患，今后亦必将日益增多。因此必须集中力量，充分发挥中医儿科优势，协作攻关，有所突破。如对小儿急症高热、病毒性肺炎、急慢性脾胃病，在现有疗效的基础上，缩短疗程，提高治愈率。对病毒性心肌炎、小儿乙型肝炎、慢性肾炎、肾病综合症、重症肌无力、进行性肌营养不良的治疗有效率，到 2000 年时可望达到 95%。类风湿病、再障贫血有效率，可望达到 80%。白血病也要不断进行经验总结，寻求辨治规律，可望有一个新的突破。惟有疗效提高、疗程缩短，才能赢得信誉，立足点才能牢固，才能有所发展。同时，还得进行剂型改革。由于小儿苦于服药，对一些疗程较长的疾患，往往不能坚持服药而功亏一篑。因此，小儿剂型，必须多样化，有干糖浆、有粉剂、有汤剂，也有注射剂。根据小儿不同情况多途径给药，既便于服用又可充分发挥药效，这对中医儿科的发展，具有重大意义。

（二）更新人才知识结构，兴建中医儿科研究所

关于如何培养现代中医儿科专业人才，原则上应该面向社会，面向未来，并围绕人才的四大基本要素——品德、知识、技能、思想方法，进行构思设想，既要符合中医儿科学术的发展方向，利于继承和发扬，使之适应当前的社会需要，又能符合未来社会的发展要求。在学术上要发展边缘科学。

由于中医儿科既要医疗教学，还要文献整理，而且学术理论综合水平很高。往往涉及天文、气象、历史、地理、生物、物理、化学、时空、动植物学、音乐、文学以及哲学、伦理学、医学社会学、儿童心理学等各方面。欲想继承和发扬，一定要有宽广的知识。在建立中医儿科专科医院的同时，中医儿科研究所（室）的兴建，就

将成为顺应现代社会发展需要的必然产物。在发挥中医儿科理论前提下建立中医儿科工程学科，开展社会科学、人文科学、自然科学的研究，以及用现代科学中多学科如数理统计，电子计算机，现代三论——系统论、信息论、控制论等对中医儿科基本理论进行研究，促进中医儿科的发展逐步走向规范化、标准化、定量化。

（三）建立中医儿科系，向多层次的教育体系发展

28 年来共计培养了 58000 名高级中医药人才，其中有很多人目前正在儿科第一线工作着，成为开展儿科工作的骨干力量，并有 16 所中医院校招收了 200 名中医儿科硕士和博士研究生，其中有 30 多名研究生已经取得了儿科硕士学位。上海、南京、广州先后接受卫生部的委托，举办了四期中医儿科师资班，培养了 200 多名中医儿科师资的骨干力量。北京在中医学会的领导下也举办了二期中医儿科进修班，培养和提高了 120～130 名中医儿科专业人才。这些数字虽然不大，却为发展中医儿科事业，奠定了良好的基础。

一门学科要想发展、前进，人才是唯一可宝贵的。儿科也不例外。中医儿科教育既要举办儿科师资班，儿科研究班，也要举办儿科进修班，儿科提高班；既要成立中医儿科系，也要开办中医儿科夜大学，函授班，还要办小儿保健班，做到既有高级，也有中级，更有初级，形成一种多层次的整套中医儿科教育体系，把中医儿科教育搞活，方能适应三亿七千万儿童的需要。

随着中医儿科专科医院和研究所（室）的建立，专业人才的培养就成为日益紧迫的问题，建立中医儿科系就要提到议事日程上来了。预计到九十年代，可望在最早的五所中医学院——北京、上海、广州、南京、成都各自建立中医儿科系。深信到 2000 年时所有的中医学院中医儿科系必将相继建立，一支庞大的中医儿科专业队伍，势将形成。

（四）中医儿科学术将与国际医学扩大合作与交流

国际间的医学学术交流是我国对外活动的重要组成部分。现在我们同世界卫生组织和其他国际组织，同 100 多个国家和地区发展了友好合作关系。我国每年也有近 1000 名医务人员到有关国家去考察、进修和参加各种专业会议。这种友好交流活动，增进了我国同世界各国的相互了解，扩大了我国的影响，同时也有利于我国科学技术的发展。

中医儿科学会业已成立，《中医儿科杂志》正在创办，开展中医儿科学术交流，推动中医儿科学术发展条件基本具备，可是在国际医学合作和学术交流中中

医儿科一向很少参加。随着我国对外开放政策的贯彻，我国同世界各国的双边活动，必将越来越广泛。深信中医儿科学术在国际医学合作与学术交流中，必将日益扩大和广泛为世界儿童们的健康作出应有的贡献，为祖国赢得良好的声誉。

（本文请中医儿科专家王伯岳、江育仁、刘韵远阅过，仅致谢意。）

《2000 年的中医药》1985 年 6 月

培土生金法治疗小儿咳喘验案举例

我们在儿科临床中，结合小儿脾常不足，肺脏娇嫩的特点，运用培土生金法治疗小儿肺痨，虚喘，咳嗽诸证，效果满意，举一例说明。

患儿涂 ××，女，9 岁，病历号：241001，初诊日期：1983 年 5 月 20 日。

主诉：咳嗽、微喘半年。

现病史：患儿半年前，因感冒诱发咳嗽微喘，迁延不愈。曾在 ×× 医院服用中西药治疗，但效果不明显，现仍咳嗽有黄痰，喉间痰鸣，作响微喘，食欲量少，大便正常，小便不黄。

检查：一般情况可，面色萎黄，发暗无光泽，脉沉细。

诊断：中医：虚性咳喘

　　　西医：支气管炎

辨证：脾肺气虚，痰湿内阻。

方法：培土生金，佐以化痰。

处方：六君子汤加味治之。

党参 10 克，炒白术 0 克，炙甘草 6 克，茯苓 10 克，炒白芍 10 克，半夏 6 克，陈皮 6 克，桑白皮 6 克，杏仁 6 克，薏苡仁 10 克，地骨皮 6 克，炙枇杷叶 10 克。

二诊：1983 年 6 月 3 日。服上药 14 剂后，咳嗽微喘明显减轻，喉间仍有痰鸣，肺可闻痰鸣音少量。脉沉细，苔薄白，原方继服 10 剂。

三诊：1983 年 6 月 20 日。药后咳喘已无，痰鸣作响消失，两肺（－），面色转红润，有光泽，犹如面部脱去一层萎黄包皮，患儿显得有神气。舌质淡红，苔薄白，脉象和缓，停药。半年后。该患儿又复发咳喘，面色萎黄发暗无光泽，仍以上方原方治之又愈。追访年余一直未犯。

本患儿面色萎黄发暗无光泽，脉沉细，舌淡红，此脾虚之证，咳嗽微喘半年，迁延不愈，气促痰多仍为肺气不足，土不生金之象，俗话说："脾为生痰之源，肺为贮痰之器"，故用健脾化痰的六君子汤加味治之，党参，甘温补气之品，能培土生金，佐以炒白术，云茯苓，炙甘草，健脾化湿，半夏，陈皮，化痰理气，桑白皮，枇杷叶，杏仁，清肺止咳。

北京中医杂志 1986 年 3 期　P 50

进行性肌营养不良症 30 例临床小结

进行性肌营养不良症，目前医务界对此病缺乏特效疗法。1985 年，我院儿科病房收治 30 例进行性肌营养不良症患者，采用中医中药综合疗法，取得了一定的近期疗效。现将具体情况分析如下。

一、临床资料

（一）病例选择

1. 临床症状：凡有鸭步，四肢无力，摔跤，特殊起立姿势，肌肉萎缩，有假性肥大者。

2. 血生化检查：谷草转氨酶（GOT），谷丙转氨酶（GPT），肌酸磷酸激酶（CPK），乳酸脱氢酶（LDH）等酶升高者（《美国动力学方法》）。

3. 肌电图符合肌源性损害者。

4. 外院明确诊断，治疗效果不佳者。

（二）一般资料

1. 性别分析：男性 27 例，占 90%；女性 3 例，占 10%。男性远远大于女性。

2. 年龄分析

（1）学龄前期和学龄期的最多见，其中 5～7 岁 6 例占 20%，8～12 岁 15 例占 50%，13～15 岁 6 例占 20%，16～33 岁 3 例占 10%。

（2）发病年龄分析：2～2 岁半 5 例占 16.7%；3 岁 7 例占 23.3%；4 岁 1 例占 3.3%；5 岁 6 例占 20%；6 岁 2 例占 6.7%；7 岁 1 例占 3.3%；8 岁 3 例占 10%；9 岁 1 例占 3.3%；14 岁 1 例占 3.3%；17 岁 1 例占 3.3%；18 岁 1 例占 3.3%；22 岁 1 例占 3.3%。

3. 病程：病程最短的 1 年，最长者 16 年。

4. 家族史：有家族史者 5 人占 17%，无家族史者 25 人占 83%。

5. 既往史：有感染病史者 4 人占 13%，无既往史者 26 人占 87%。

二、治疗方法

治疗原则，《素问·痿论篇》说："治痿独取阳明"。所谓阳明，一是指脾胃，二是指手足阳明二经。因此治法一是采用补益后天脾胃，二是用针灸刺手足阳明经的穴位。

具体方案：以内服马钱复痿灵汤为主，配合针灸，按摩，以及力所能及的动能锻炼。马钱复痿灵汤药物组成：

健脾益气，提高人体免疫力功能药物有黄芪 10 克，山药 10 克，炙甘草 6 克等。

养血活血：改善微循环药物有当归 10 克，丹参 10 克，川芎 6 克。

补肾填髓：壮阳通络，强壮腰膝药物有熟地 10 克，肉苁蓉 10 克，地龙 10 克，川牛膝 10 克，杜仲 10 克，桑寄生 30 克，附子 6 克等。

止痛生肌肉，提高骨骼肌紧张度的药物有制马钱子粉 0.15 ~ 0.3 ~ 0.6 克。以后酌情加量。

用法：每日 1 剂，水煎服。分 2 ~ 3 次服，制马钱子粉，不煎，分两次冲服。饭后半小时至 1 小时服，不得空腹服马钱子粉，否则反而有无力感。

疗程：每个疗程为 20 天，停药 5 ~ 10 天再服。

服药后，患儿初感发热汗出，有时头晕，这是正常现象，1 ~ 2 小时即过，以后不会再出现头晕。实践证明，此类人对马钱子粉的耐受性很强，一般不会引起中毒。病人讲服药后自觉下肢有力，走路有劲。此药剧毒，只要用量、服法得当，初起不可用量过大，成人可从 0.6 克，儿童从 0.3 克，3 岁以下可从 0.15 克开始，一个疗程后可酌情加量。

服药后，如出现牙关紧闭，肢体抽搐等情况，为服药过量，只要立即针刺人中等穴，即可缓解；或用肉桂 6 ~ 10 克，或用甘草 30 克，煎汤缓缓服之，也可缓解。如出现角弓反张时，可静脉点安定剂可缓解。缓解后重新调整制马钱子粉的用量。

针灸穴位：肩髃，曲池，合谷，髀关，伏兔，及足三里等穴。按摩是在患儿肢体上用按、揉、捏、拿、点等手法治疗，穴位同上。针灸按摩交替进行，每周各 3 次。还应进行适当肢体功能锻炼，如走路，上楼，下蹲，举砂袋或举砖，举手，压腿，站立等。

三、疗效标准

显效标准：症状明显减轻，如患儿从不能站立、不能走到能走能站；若患儿能走，则较前有力鸭步明显减轻，摔跤次数明显减少；足后跟不着地到着地等。功能锻炼，由不能站不能走到能站能走；挛缩现象基本消失；在单位时间内即 30 分钟内走路增加超过 500 米；上楼层数增加到 10 层；举砂袋或举砖能增加到 10 次者。肌容量：上下肢肌肉容量均有增加，数据为 0.5 ～ 5cm；血生化共检 4 项（CPK，CDH，GOT，GDT），均下降者。

有效标准：症状有减轻，四肢较前有力，摔跤减少，鸭步有所减轻，功能锻炼由不能站不能走到能站不能走；挛缩现象未完全消失，30 分钟内走路增加不到 500 米，上楼增加不足 10 层，举砂袋或举砖增加不到 10 次；肌容量部分增加或上肢有增加，数据为 0.5 ～ 2 ～ 3cm；血生化 4 项中有 1 ～ 2 项有所下降者。

无效标准：治疗 3 ～ 6 个月，症状，功能锻炼，肌容量，血生化均无好转改变者。

四、治疗结果

经过治疗临床达到显效标准的 12 例占 40%，有效者 12 例占 40%。无效者 6 例占 20%，总有效率为 80%。

五、典型病例介绍

张××，男性，11 岁，病历号：38205

因行走不稳 8 年，不能走路不能站立 2 年，于 1985 年 6 月 8 日初诊，以进行性肌营养不良症入院。

患儿 3 岁时发现走路不稳，6 岁时走路呈鸭步状态，足后跟不着地，有特殊起立姿势，小腿肚僵硬，当地医院诊断"进行性肌营养不良症"。予按摩、维生素 E 等治疗无疗效。9 岁时不能跪跳，一次骨折虽痊愈，但不能走，现在患儿不能自行站立行走及翻身，不能自成坐位和卧位，其他无不适，纳可，二便调。检查：体温 37℃，心率 80 次 / 分，呼吸 20 次 / 分。舌淡红苔薄白，脉沉细。神清面白，坐时不稳，由上向下移动，不能自行站立行走，不能翻身，由卧位到坐位，或由坐位到卧位，均需要他人帮助，胸腹背部肌肉萎缩，双腓肠肌肥大稍硬，双下肢无挛缩现象，两下肢肌力 Ⅱ 度，病理反射未引出，各种膝肘跟腱反射均消失。GPT38 单位

（正常值 7 ~ 23 单位），CPK 1175 单位（正常值 10 ~ 100 单位），CDH 169 单位（正常值 46 ~ 96 单位），GOT 43 单位（正常值 7 ~ 23 单位）（美国动力学方法），澳抗（－），肌容量如下：

		左	右			左	右
鹰嘴	5 厘米	15.5	16	腓骨小头向下	10 厘米	28	29
向上	10 厘米	15	16.5		20 厘米	31	32
鹰嘴	5 厘米	17.5	17.5	腓肠肌最大周径		29	28
向下	10 厘米	15	14.5				

入院后给予马钱复痿灵汤药，每日 1 剂。入院后 33 天功能锻炼有所提高，由人扶着可以挪步，可由仰卧位翻身成俯卧位，每次能连续翻身 10 次，每天练 3 次。37 天时，扶起站立后 30 分钟，可扶物独立行走 10 余步，以后沿床走路，往返日 20 次，住院 80 天后，扶起站立 5 分钟，可自行扶床走 80 米左右，翻身同前，自觉下肢较前明显有力，足后跟已着地，小腿肚变软，肌容量明显增加，可见下图：

		左	右			左	右
鹰嘴	5 厘米	16.5	18.5	腓骨小头向上	10 厘米	28.5	30
向上	10 厘米	16.5	17		20 厘米	32.5	32
鹰嘴	5 厘米	19	19	腓肠肌最大周径		29	29
向下	10 厘米	16	16				

患儿 1985 年 9 月底以明显好转出现，2 个月后家长来信反映患儿病情平稳，功能锻炼同前，又予 2 个月药，在家治疗，以巩固疗效。

六、讨论与体会

进行性肌营养不良症是一种遗传性进行性家族性疾病。其主要病变为一定部位的随意肌肌群原发的变性，病肌衰弱萎缩或伴有假性肥大，肌力逐渐减弱，最后完全丧失运动能力。临床上以全身型，面肩肱型，青年型等较为多见。本组 30 例中，面肩肱型 2 例，青年型 2 例，面肩肱型兼青年型 1 例，其余都是属全身型。进行性肌营养不良症，属于中医的痿证范畴。其主要病因病机是内伤五脏。如肺不布津，脾不运化，肝不藏血，肾不藏精，皆可致痿。但是我通过临床实践认为本证与脾肾两脏关系最为密切。因脾主肌肉，脾主四肢，脾为后天之本，生化之源，若脾气虚弱，生化无权，化源不足，不能荣养肌肉充实四肢，故见四肢无力，行走不稳，步态蹒跚，易于摔跤，日久发生肌肉萎缩无用。肾主骨，骨生髓，肾为先天之本，若肾虚，先天不足，骨软而髓少，髓少而骨不坚，故患儿站立不成，行走更难，或足不任地。故治法采取益气养血健脾补肾，活血通络，强壮腰膝；方药为马钱复痿灵汤，治疗效果较为满意。

疗效分析：本组 30 例中显效 12 例，占 40%；有效 12 例占 40%；故总有效率为 80%；这只是近期疗效，远期疗效有待进一步观察。

从近期疗效来看，是较为满意的。临床症状改变方面：四肢无力者 30 例，治疗后有 24 例较前有力，占 80%；不能走路的 7 例，治疗后有 4 例能走路能站立，占 57%；足后跟不能着地的 19 例，治疗后 12 例已着地，占 63%；腓肠肌肥大的 18 例，治疗后缩小的有 7 例，占 38%；发硬的 12 例，治疗后变软的有 6 例，占 50%；有挛缩现象的 5 例，治疗后挛缩基本消失者 4 例，占 80%。

肌容量治疗前后分析：18 例中有 16 例明显增加，占 88.9%，而腓肠肌周经变小有 7 例占 38%。增加数据最小 0.5 厘米，最大 8 厘米。

血生化治疗前后分析：CPK 16 例中有 10 例下降，占 62.5%；下降最大数据 9200-2498=6702 单位；LDH 12 例中有 8 例下降，占 66.67%；下降最大数据 650-347=303 单位；GOT 12 例中有 10 例下降，占 77%，下降最大数据 272-130=142 单位；GDT 13 例有 6 例下降，占 46.15%，下降最大数据为 168-134=34 单位。

功能锻炼也明显增加，以典型病例 II 为最明显，如上下楼梯，治疗前只能上 16 个台阶，治疗后可上下 2740 台阶，下时不扶楼梯扶手，需要 50 分钟。下蹲扶物站立由 20 次增加到 200 次。弯腰捡纸由每日 10 次增加到 200 次，需要 18 分钟。双手举砖每日由 0 次增加到 300 次，（左右手同时各举一块整砖），绕花池走路，每天能走 35 ～ 36 圈，每圈 200 米，共走 7000 米 / 日。

制马钱子粉总量分析：本组 30 例中，其中每日服 0.3 克有两例，0.6 克有 3 例，0.9 克有 10 例，1.1 克有 1 例，1.2 克有 9 例，1.5 克有 2 例，2.1 克有 1 例，2.7 克有 1 例，3 克有 1 例。

特别说明一下，用量 0.3 ～ 0.6 共有 5 例，符合中华人民共和国药典剂量（1977 ～ 1985 年版）。0.9 ～ 3 克之间共 25 例，远远超过药典剂量，实际上没有发生过严重中毒现象，我们认为制马钱子粉的毒性问题并不可怕，关键是用量得当，服法适宜，不但不会中毒，反而有效果，否则不遵医嘱，自己乱加大剂量，就会出问题。

关于马钱子粉问题说明：我们采用马钱子粉是经过药厂制成的，不是生马钱子，为黄褐色粉剂，很精细，不是粗糙的颗粒。它不仅有祛风利湿，散寒通络，活血止痛的作用，临床上多用于风寒湿引起的腰腿背痛，半身不遂诸症。而且因马钱子含有番木鳖碱，能使脊髓，大脑皮层兴奋，从而增强骨骼肌紧张度，改善进行性肌营养不良症肌肉无力状态，所以患者服药后均有肌力增强感觉，走路时就较前明显有力，鸭步减轻，摔跤减少。除此外马钱子粉还有生肌作用，如《医宗必读》认为此药能够"止腰痛，生肌肉"。我这里用此药意在通络生肌。关于通络之力《医学衷中参西录》云："马钱子开通经络，透达关节之力，远胜过其他药"。因此马钱子的兴奋作用和生肌作用很适合用进行性肌营养不良症患者的实际情况，故效果较好。再加上本品与大量补益之品同时用之，益气养血通络，补肾补脾强腰膝，可以相得益彰，因为单用补益药物，收效远不如加入马钱子快捷，而单用马钱子的效果，亦不如同伍为优。故不能光用一味马钱子，必须配合汤药治疗。

文摘

进行性肌营养不良症 30 例临床小结

笔者于 1985 年采用中医中药综合疗法，共收治 30 例进行性肌营养不良症患儿，显效 12 例占 40%，有效 12 例占 40%，总有效率为 80%。治法以内服马钱子复痿灵汤（自拟）为主，配合针灸按摩以及力所能及的功能锻炼。药物组成为：黄芪 10 克，山药 10 克，白术、炙甘草各 6 克，当归 10 克，丹参 10 克，川芎 6 克，熟地 10 克，肉苁蓉 10 克，地龙 10 克，川牛膝 10 克，杜仲 10 克，桑寄生 30 克，附子 6 克，制马钱子粉 0.3 克（分冲）（3 岁以下 0.15 克，成人 0.6 克，一个疗程后酌情加量）。每日 1 剂，水煎服。制马钱子粉不煎分二次于饭后分冲服。每个疗程为 20 天，停药 10 天再服。针灸穴位：肩髃、曲池、合谷、髀关、伏兔、足三里等。按摩是在患儿肢体上用按、揉、捏、拿、点等手法治疗，穴位同上。二者交替进行，每周各 3 次。

● **日文摘要**

北京中医杂志 1986 年 6 期　P 18–21

ダイジェスト

進行性筋栄養不良症30例の臨床総括

　　1985 年以来，筆者は中医中薬の総合療法を用いて進行性筋栄養不良症30例患児の治療行なった。著効 12 例（40％）有効 12 例（40％）総有効率 80％であった。

　　治療方法：馬銭復痿霊湯を主として針灸とマッサージを配合及びできるだけ機能訓練を行なった。薬物組成：黄耆10g丹参6g熟地10g肉蓯蓉10g地竜10g川牛膝10g杜仲10g桑寄生30g附子 6 g製馬銭子粉0.3g（冲服させ，三歳以下 0.15g，成人 0.6g（1 クール

終了後状況に応じて増量るすことができる）1 日 1 剤，水で煎じて分服し製馬銭子粉末は煎じではない，食事後冲服させ，20日は 1 クールとして，停薬 5 〜10日後再服させる。

　　刺針のツボ：肩髃・曲池・合谷・脾関・伏兎・足三里などであり，マッサージは患者の肢体の上に按・揉・捏・拿・点などの手法で治療であり，ツボが以上と同じ，二つの方法は毎週三回で交互に行なう。

于兒生　訳

睑废（重症肌无力眼肌型）

患儿王某某，女性，5 岁，北京人。

主诉：左眼睑下垂 7 天。

现病史：7 天前无明显诱因突然左眼睑下垂，睑裂变小，睁眼困难，但无红肿疼痛。当时在某某医院做新斯的明实验阳性，（新斯的明 0.5 毫克，阿托品 0.25 毫克肌注即可）。左眼用药前为 5 毫米，用药后 20 分钟为 7 毫米，30 分钟后为 8 毫米，45 分钟 2 毫米。诊断为"重症肌无力眼肌型"，适宜服中药。患儿每当看电视一集或劳累后傍晚症状加重，纳差便溏，溲可。

既往史：无特殊可录，无家族史。

检查：一般尚可，发育营养中等，语言清晰，四肢活动正常，对光反射灵敏，眼睑无水肿，无压痛，疲劳试验（+），舌质红，苔薄白，脉象弦滑。

诊断：睑废。

辩证：气血两亏，脾气不升，睑失荣养。

主治：调补气血，健脾升阳。

处方：补中益气汤加减。

党参 10 克，炙黄芪 10 克，炒白术 6 克，炙甘草 3 克，当归 10 克，柴胡 6 克，

赤芍6克，生姜3片，大枣5枚。

二诊：药后，眼睑下垂明显好转，眼裂变大，但劳累及看电视后仍觉睁眼困难。纳佳便调，原方继服6服。

三诊：药后，看电视后睁眼较前明显好转，但傍晚仍有眼睑疲乏感，舌淡，苔白腻，原方加附子3克，藿香15克，7剂。

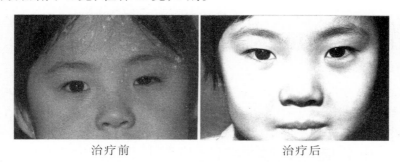

治疗前　　　　　　　　治疗后

此后，病情稳定，有时劳累过度，傍晚有轻度眼睑下垂，仍以上方加减再服30余付，临床症状消失，基本治愈。1984年3月21日将汤药改为"补中益气丸"，益善其后，患儿病情再无反复。

讨论分析

重症肌无力是一种慢性疾病，临床表现为某些部位的横纹肌肌群在反复活动后，容易疲劳无力。目前均认为其主要病变，位于神经肌肉接头。国内报道，儿童病例为数不少，西医治疗以抗胆碱酯酶类药，如新斯的明为主，但过量易引起中毒。其次如激素。胸腺切除不宜实施，治疗较困难。而中医通过辨证施治，运用补脾温肾法，治愈者早有报道可见。

中医无重症肌无力之病名，但对其症状、病因、病机早有认识。《素问》对痿证的论述，就包含一部分该病的认识。黄庭镜《目经大成》中，首次提出"睑废"一证，并详细论述曰："此证视目内如常，两眼日夜闭而不开"。对其病机的认识《素问》以热症治之，"脾气热，则干而渴，肌肉不仁，发为肉痿"，景岳提出"元气败伤则精虚不能灌溉，血虚不能营养"，亦可致痿。后人亦有"邪伤经络"的记载。我们根据临床症状，一般分为虚实两大证。实证可分为：（1）湿热证，（2）风热上攻型；虚证可分为：（1）脾虚型，（2）肾虚型。

该病例，患儿5岁，小儿肝常有余，脾常不足，脾气虚弱，气血则化源不足，主司肌肉失职，肌肉失养，故废而不用，从中医五轮学说而论，眼睑为土轮，为脾所主。脾虚则清阳不升，睑垂而不举。至于舌淡，苔白或白腻，均为脾气不足之兆。脉滑有湿，弦为土壅之证。综合辨证为气血两虚，脾气不升，睑失荣养。方中以黄芪为主，补中益气升阳，辅以党参、白术、炙甘草健脾益气，当归、赤芍、养血和营、柴胡，升麻以升提，生姜、大枣以和中。在治疗过程中，傍晚睑垂加附子以温肾醒脾，益先天养后天，加强疗效。苔腻加藿香，以芳香化湿浊，运湿以健脾，从而起到很好效果。故服药两个月，睑提复原，基本治愈。可见中医对此病有着独特的疗效。

沙海汶主治　李元文整理

中医疑难病例分析　P176-178　1987年5月出版

小儿肺热咳喘冲剂治疗肺热咳喘 115 例

小儿肺热咳喘冲剂治疗肺热咳喘病的临床观察是1985年3月～5月进行的，现将治疗组75例，对照组40例的临床观察结果总结如下：

一、临床资料

病例选择：全部病例均属肺热咳喘病儿。包括上呼吸道感染，支气管炎，喘息性支气管炎和支气管肺炎等。

治疗组男性41例，女性31例；3岁以下39例，3～7岁35例，7岁以上1例。对照组男性16例，女性24例；3岁以下27例，3～7岁13例。

二、临床表现及分级

临床按咳喘、发热的程度和肺部听诊的体征情况分轻、中、重三级。

轻型：每昼夜咳嗽2～3次，每次2～3声，一般情况好，体温37～38℃，肺部可有少量或偶闻粗啰音，或仅闻呼吸音粗。

中型：每昼夜咳嗽3～5次，每次2～3声，体温37～39℃之间，仅有气喘，尚能平卧，不影响睡眠和生活，肺部可闻及稍多粗啰音及哮鸣音。

重型：每昼夜咳嗽5次以上，影响睡眠，体温39℃以上，如伴喘则哮喘及气短，不得休息，影响睡眠和生活，肺部可闻及较多或布满粗湿啰音及哮鸣音。

三、治疗方法

小儿肺热咳喘冲剂组成：麻黄，杏仁，生石膏，甘草，金银花，连翘，知母，黄芩，板蓝根等。

小儿清肺止咳片主要药物有川贝，苦杏仁，桑白皮，黄芩等。

用法：治疗组服小儿清热咳喘冲剂，3 岁以下，每次 1 袋，日 3 次。3～7 岁，每次 1 袋，每日 4 次。7 岁以上，每次 2 袋，每日 3 次。对照组服小儿清肺止咳片，1 岁以下，每次 1～2 片，1～3 岁，每次 2～3 片，3 岁以上，每次 3～5 片，均为每日 2 次。

疗程：治疗组和对照组均服药 7 天为一个疗程，一个疗程后判定疗效。

四、诊疗标准

治愈：治疗 7 天后初诊症状降二级者。有效：经治疗 7 天后初诊症状降一级者。无效：经治疗 7 天后未达到降级者。

五、治疗结果

治疗组：痊愈 30 例（占 40%），显效 19 例（占 25%），有效 21 例（占 28%）。

对照组：痊愈 6 例（占 15%），显效 15 例（占 37.5），有效 9 例（占 22.5%），无效 10 例（占 25%）。经过上方检验二组间治愈率及总有效率均有显著性差异（P 均 <0.01）。

六、体会

小儿肺热咳喘冲剂之方，系全国著名儿科专家赵心波之经验方，其方是由银翘散、白虎汤和麻杏石甘汤加减化裁而来，赵老抓住小儿生理病理的特点，抓住了小儿体禀纯阳，热病居多，呼吸系统疾病居多的特点。感冒，支气管炎以及支气管肺炎是儿科常见病，多发病，病证表现，有表热证，气分热证，或肺胃痰热证混杂一起，故为肺胃热盛之证。用麻杏甘石汤以宣肺化痰，止咳定喘，以清肺中热；用银翘散以解表热；而用白虎汤以解气分热，或解阳明热，比单独用银翘散、白虎汤或麻杏甘石汤效果要好。

中医杂志 1989 年 4 期 P 31

下法的运用和体会

在小儿内科范围，我个人认为，除少数病例应用大承气汤外，大多数采用调味承气汤治之。这主要是与小儿生理，病理特点有关。因小儿稚阳未充，稚阴未长，故在治疗上，既要护阳，亦要护阴。再者小儿为纯阳之体，感邪之后，每易从阳化热，故小儿热病最多，容易伤阴，虽有下证，在下的同时要注意护阴液，才能取得预期疗效。如曾治某患儿，大便干燥，已有数年，经常三五日一次，粪质坚硬如羊粪球，排出困难，每用开塞露，肥皂头才能解下，肛痛烦躁，口渴咽干，纳食欠佳，形体消瘦，面色晦暗无光泽，舌苔黄，舌质红，脉沉而细数有力。此乃热结阴亏，燥屎内阻，治用缓下通便法，滋阴清热，用药：制军10克，元明粉6克（分冲），炙甘草6克，生地6克，麦冬10克，元参10克，南北沙参各10克，焦三仙各10克。药后便通，诸证均消。

然而，在临床上，小儿便秘，便如羊粪球样，比比皆是。都一味攻下吗？不然，需要具体问题具体分析：当下则下；当下又兼它证者，可下而取合他法，如某患儿大便三天未解，腹痛，矢气频频，味臭难闻，面色晦暗无光泽，苔黄腻，质红绛，脉弦数，按常法应攻下，若患儿发烧，咽痛，胸胁苦满，胸腹皮肤灼热，手足发凉，发热越高，手足越凉，此乃阳厥之证，少阳与阳明合病。治法宜和解攻下。用四逆散和调胃承气汤化裁，药用柴胡10克，赤芍10克，枳实3克，制军6克，元明粉6克，炙甘草6克，加用清热利咽化湿之品，一剂药后，大便解下3次，2剂药后则热退身凉，活泼如常。

治疗小儿痢疾时，利用通因通用法，也常常获效。如下痢频繁，粘稠臭秽，有时泻下清水，腹中急痛，肛门灼热里急，高热舌红，唇燥口渴，喜饮冷水，心烦不安，小便短赤，苔黄舌红。此乃湿热痢疾，治以通利清热，可起到荡涤腹中热毒气滞实邪的作用，此时最忌用涩药，闭门留寇。

中医杂志1989年9期P9

专题笔谈——中医药治疗小儿泄泻

沙海汶副教授（北京中医学院）

小儿泄泻是指大便次数增多，粪质稀薄，或如水样为其主证。2岁以下婴幼儿最为多见。四时均可发生,尤以夏秋季较多。不论感受外邪,内伤饮食,还是脏腑虚弱等原因所引起,主要病变均在与脾胃。从多年临床体会到可以通过泻出物的性状及全身症状来区别寒热虚实之泄泻:

①寒泻为大便澄澈清冷,或下利清谷,或完谷不化。全身症状为面色㿠白泛青,四肢厥冷,口气不温,心不烦躁。腹痛绵绵喜按,时有呻吟,不欲饮食,小便清长,舌苔薄白面润脉象沉而细缓者。

②热泻为暴迫下注,泻出大量黄水,如桶吊水,泻过即止者,或大便流沫,味臊而浊,肛门灼热者。全身症状为身热口渴、啼哭叫扰不安、口气蒸热,心烦少寐,腹痛频作,小便短赤,面唇皆红,苔黄质赤,脉象数,指纹紫者。

③虚泻为食后思泻,泻物不化,或便质溏稀,气味无秽浊者。全身症状为面黄形瘦懒食,精神疲倦,四肢无力,虚膨胀满,苔白脉缓者。

④实泻为大便有酸腐臭味,或溏粘垢秽,或痛则思泻,泻后痛止者,即食积也。全身症状胸腹胀满、嗳酸泛水,睡眠不安,面黄唇焦,苔垢脉滑者。我多年运用七味白术散(人参或茯苓,白术,甘草,木香,藿香,葛根组成)加减治疗,效果显著。

刘弼臣教授(北京中医学院)

腹泻是小儿常见的胃肠道疾病之一。尤其小儿脾常不足,喂养失当,饮食无度或肥甘生冷过食;或误食不洁之物,最易脾胃受损,造成饮食停滞,遂致泻下秽臭,粘滞不化,如果失治误治,常可耗伤阴津甚至气阳疲惫而成慢惊,往往危急生命。久而不愈则可酿成疳证,严重影响小儿营养发育。湿热炽盛失常之泄泻,治当清热利湿。可用葛根芩连汤合四苓散加减,如葛根 10 克,黄芩 10 克,黄连 1 克,猪茯苓各 10 克,炒白术 10 克,泽泻 10 克,姜皮 1 克。由于小儿阳既未盛阴亦未充,病来急暴,变证最多。大量水液外泄,常致阴津枯竭,亦用乌梅 10 克,黄连 1.5 克,大白芍 10 克,甘草 3 克,石斛 10 克,玉竹 10 克,天花粉 10 克等以酸甘化阴。平素气阳不足,最易伤其阳。宜防蜕变,急用附子 10 克,人参 10 克,龙骨 15 克(先下),牡蛎 15 克(先下),炒白术 10 克,炙甘草 3 克,炮姜 5 克,五味子 10 克等以回阳救逆。饮食停滞,传化失职泄泻,治当导滞和中。可用香滞化滞丸加减,如煨木香 3 克,黄连 1.5 克,茯苓 10 克,炒白术 10 克,炒川朴 3 克,陈皮 3·

克，神曲 10 克，姜皮 1 克，泽泻 10 克等。并配合物理疗法，如用米粉或奶粉研磨，文火炒至焦黄，加适量水和糖煮，沸后即可食用。既具吸附腐败物质的作用，又能有效的补小儿腹泻期间消耗的热量和营养。

宋祚民主任医师（北京中医医院）

小儿泄泻四季皆有，以夏秋季为多。现在供经验方一则。本方适用于四时腹泻，尤以湿热泻为宜。主证：大便次数多，便中有奶瓣及黄黏物，如蛋花汤样或黄绿水沫，尿少腹胀，舌红苔白厚或黄腻、脉弦滑数。方药：藿香、白术、人参、防风、焦山楂、乌梅、黄连、白芍、甘草。用此方药清热化湿，分别清浊，健脾和胃。方中藿香芳香化湿祛浊，既通表又和里，有振奋脾阳止泻的作用；苍术燥湿健脾，辛香化浊；茯苓甘淡，益脾渗利，分别清浊利水液从小便排出以实大便；防风除湿止泻，以风能胜湿，又开散透表，比葛根开提较为稳妥，不致引起开提而呕吐；焦山楂为消油腻肉积之主药，可化奶瓣行粘浊；乌梅有祛暑生津敛肺涩肠作用，妙在饮津不收邪；黄连苦寒清湿热止泻，调胃厚肠；白芍、甘草和阴止痛以缓脾急。上方药物随症加减，秋季腹泻多偏寒湿，上方可减去黄连，焦山楂，加伏龙肝、炒扁豆，甚者白术党参亦可选用。

牛英俊（西安中医儿童医院）

我主要整理牛雪峤治疗小儿泄泻经验。小儿泄泻历代医家分型繁杂，临床上可分湿热泻，伤食泻，脾肾虚泻。①湿热型治以清热利湿，佐以和胃消导。初起兼表证者，常用二香饮加减；见于晚秋者，多兼寒湿，用藿香和中汤加黄连。热盛于湿，常用葛根、黄连、黄芩、厚朴、白芍、滑石，茯苓、焦山楂，甘草等。若兼呕吐者用生黄土水煎服；高热口渴者加金银花，生石膏，临床应用多年每或有效（湿秽盛者，用四苓散加黄连；茅根，甘草煮成 5% 的液体加少量盐糖代茶多多饮用）。②伤食型的，症状特点腹痛欲泻，泻后痛减，大便酸臭，腹胀恶食，方用保和汤去车前子加厚朴、白芍、猪苓，治之甚效。③脾肾虚泻。脾虚者用桑蚕白术散加炮姜。脾阴虚者用滋脾汤，方药：生山药，炒扁豆，白芍，薏苡仁，莲子，葛根，参香散（苦参，木香），或麝桂（丁香，肉桂，麝香），研成沫，温水调敷肚脐，外以伤湿止痛膏固定。推拿疗法亦可用，平法清小肠，推大肠，运脾土，揉四缝，运土入水，推七节，揉鱼尾，揉脐轮，捏脊。

郭振球教授（湖南中医学院）

小儿泄泻的内在基本因素是脾胃失职，若加之感受风寒暑湿等外邪，尤其是夏令暑热湿重，人体阳气外趋阴气内扰，身体抵抗力差的，偶感外邪，

影响脾胃功能，便成为泻。由于"泄泻皆湿"，所以治泻，初起宜分理中焦以化湿，次则分利下焦以渗湿，继以风药燥湿，久则开举元气，滑脱不禁者用收涩之剂。风寒证治宜疏风散寒，兼以化湿，用藿香正气散加减；湿热泻治宜清热解毒兼利湿，用葛根黄芩黄连汤加车前子、滑石、马鞭草。脾虚泻治宜健脾益气用参苓白术散或七味白术散加减。

王萍芬副教授（南京中医学院）

中医治疗小儿泄泻，除内服法外，有"敷脐""泡脚"等外治法；也可采取"针灸""推拿"疗法。临床上用辟瘟丹、行军散，红灵丹三种药治疗重症腹泻。辟瘟丹止吐，每次 0.3 克，必要时重复应用；吐泻并见用红灵丹，每次 0.2 ～ 0.3 克，口服 2 ～ 3 次，吐泻伴腹中绞痛，用行军散每次 0.1 ～ 0.15 克；也可重复应用。此三种药物均可填脐外治。应用时将药粉填入脐孔贴上胶布，2 天后去掉，收效良好。敷脐，泡脚治疗湿热泻适用病情较轻的偏湿泻；其证大便多在 6 次左右，无热，精神尚好。

（1）敷脐法：取茯苓，川椒，黄连，3 ∶ 1 ∶ 1 研极细末，填满脐孔，或用藿香正气水将药调成五分钱币状的小饼贴脐眼，外用胶布封贴，隔天更换一次，收效很好。但胶布外贴时间不宜太长，易产生痒疹，24 小时后休息半天再续贴。周岁以内的小婴儿，可用药袋敷脐法，取川椒，木香，丁香，小茴香，吴萸，茯苓，白术研细末，装入效布袋，覆盖于脐孔，用棉布绕脐外扎，收效亦好。

（2）泡脚疗法：取鬼针草 100 ～ 150 克，煎水半小时，乘热倒入桶内，然后将患儿的脚熏热气，待水温降至 37 ～ 39℃（适宜时），将脚浸泡药中至水袋凉为止。浸泡部位界于绝骨至承山穴之间。鬼针草也可内服，每次用 20 ～ 30 克水煎服。针灸，推拿治疗湿热泻效果也好。针灸：早期轻症无挟症状者，用针灸法，取穴为长强，大横，水分，足三里，三阴交等，采取中刺激手法。病程已长，迁延不愈者，以艾灸为主，取穴同上，亦可结合轻刺补法及拔火罐疗法。

（3）推拿法：常用部位为运脾土，侧大肠，分手阴阳，运腹，推上七节，揉龟背，捏脊。有外感发热者，加推上三关，下六腹，推天河水，挟积，加拉肚角，推

板门。轻症急性期，一般推 3 ~ 4 次即愈，有效率达 90% 以上。

北京医学 1990 年 4 期 P 238-239

复痿汤为主治疗进行性肌营养不良症 200 例临床研究

按语： 各种进行性肌营养不良症 200 例，脾肾两虚为基本证，根据临床表现又常兼有痰湿内盛，脾气虚弱，风痰阻络气阴两虚证，应用复痿汤为基本方，分别合二陈汤，六君子汤，牵正散，当归六黄汤加减治疗。同时设立对照组 112 例。治疗组有效率为 83%，对照组有效率为 4.4%，经统计学处理 P<0.005，有显著性差异。

关键词： 痿证；进行性肌营养不良症；复痿汤

进行性肌营养不良症是一种遗传性、进行性家族性疾病，目前医学界尚无特殊疗法。1985 年 1 月 ~ 1989 年 1 月，我院儿科共收治 200 例本病患者，其中病房 117 例，占 58.5%；门诊 83 例，占 41.5。采用以内服复痿汤为主，配合功能锻炼的治疗方法，取得了一定近期疗效，在本病的中医辨治规律方面摸索出一些经验，现将具体观察结果报告如下。

一、临床资料

临床表现为四肢无力，鸭步，易摔跤，上梯困难，Gower 氏征（＋），假性肥大，挛缩现象，瘫痪，眼睑不能闭合，鼻唇沟不对称等。

谷草转氨酶（GOT），谷丙转氨酶（GDT），乳酸脱氢酶（LDH），肌酸磷酸激酶（CPK）升高（美国动力学方法），表面抗原阴性。

肌电图符合肌源性损害。

肌肉活检符合者。

二、一般资料

本组 200 例，其中男性 184 例，占 92%，女 16 例，占 8%，男性所占比例远大于女性。3 ~ 4 岁 3 例占 1.5%，5 ~ 7 岁 40 例占 20%，8 ~ 12 岁 99 例占 49.5%，13 ~ 15 岁 22 例，占 11%，16 ~ 22 岁 20 例，占 10%，27 ~ 40 岁 16 例，占 8%，其中学龄前和学龄期儿童最多，占总数的 82%。病程最短者 15 天，最长者 20 年。有家族史者 37 例，占 18.5%，无家族史者 163 例，占 81.5%；有既往病史者

49 例占 24.5%，无既往病史者 151 例，占 75.5；不能站立不能行走者 79 例，占 39.5%；有面部征者 15 例，占 7.5%；有腓肠肌假性肥大者 139 例，占 19.5%。接受活检者 69 例，活检结果符合临床诊断者 62 例，占总数的 31%，西医学临床分型：全身型即假性肥大型 168 例，面肩肱型即颜面，肩胛，上臂型 15 例，肢带型即青年型 17 例。

三、治疗方法

1. 治疗组

基本方法以服复痿汤为主，结合临床证型辨证用药，并配合力所能及的功能锻炼。

（1）脾肾两虚证：四肢无力，以下肢为重，初发病时，蹲下起立困难，渐至步态不稳或呈"鸭步"，易倾跌摔跤，登楼困难，腿肚增粗发硬，面色痿黄，形体消瘦，胃纳减退，晚期有肌肉萎缩或足不着地，四肢不温，肘膝关节以下尤甚，甚则肢体拘挛不伸，舌淡苔白，脉象沉细无力。

治法：健脾补肾，益气养血，活血通络，强壮腰膝。

方药：复痿汤

黄芪，茯苓，炙甘草，当归，川芎，熟地，桑寄生，制马钱子粉等。

用法：每日 1 剂，水煎服，成人为 200ml，儿童为 60 ～ 100ml，分 2 ～ 3 次服。制马钱子粉不煎，分 2 次冲服，宜于饭后 0.5 ～ 1 小时服，不可空腹服用，否则反有肌肉无力感。

疗程：20 天为 1 小疗程，2 个疗程间隔期 5 ～ 10 天，然后再连续服 2 个小疗程。3 个月为 1 大疗程。

（2）脾肾两虚兼痰湿内盛证：形体肥胖，肌肉松弛，四肢痿软无力，走路呈"鸭步"，易摔跤，身重，下蹲困难，或足不着地，四肢拘挛，活动受限，舌质胖大有齿痕，苔白腻或薄白，脉沉细滑。

治法：健脾补肾，燥湿祛痰，活血通络。

方药：复痿汤合二陈汤加减。

（3）脾肾两虚兼肺气虚弱证：咳嗽频作，痰多色白，食少脘闷，面色少华或虚浮，少气懒言，身体虚弱，易患外感，肌肉萎缩，倦怠无力，大便不实，行走不稳，易摔跤，下蹲困难，或足不着地，舌质淡，苔薄白，脉细缓。

治法：培土生金，补肾强腰膝。

方药：复痿汤与六君子汤合方加减。

（4）脾肾两虚兼风痰阻络证：四肢痿软无力，形体消瘦，容易摔跤，面无表情，闭目露睛，举眉，鼓腮不能，双唇前突，或口角歪斜，舌质淡，苔白，脉细弦。

治法：健脾补肾，祛风化痰，通络。

方法：复痿汤合牵正散加减。

（5）脾肾两虚兼气阴两虚证：自汗盗汗，汗出如洗，行走不稳，步态艰难，状如鸭步，易摔跤，爬起费力，不能上楼梯，足后跟不着地，肌肉消瘦，面色萎黄，无光泽，舌质淡红，苔薄黄，脉沉细数。

治法：益气养阴，健脾补肾。

方药：复痿汤合当归六黄汤加减。

2. **自身对照组**：院外曾用过强的松，维生素 E，三磷酸腺苷，灵芝节，别嘌呤，联苯双脂注射液，葡萄糖加胰岛素，复肌宁，加味金刚为及中药汤剂等。治疗服药时间在 3 个月 ~ 1 年者入对照组，本组共 112 例。

四、治疗结果

1. 疗效标准

（1）单项评定标准

症状改善：四肢有力，"鸭步"减轻，摔跤减少，能站立及行走，足后跟已着地，面部有改善，假性肥大缩小，挛缩消失或减轻，其中具有 5 ~ 7 项者为显效；具有 3 ~ 4 项者为有效；改善或好转在 2 项以下或无变化者为无效。

肢体功能测定：走路、下蹲、爬梯、举物、握力 5 项。显效：4 ~ 5 项有进步；有效：3 ~ 4 项有进步；无效：无变化或进步不足 2 项。

生化检查：CPK、LDH、SGOT、SGPT 四项。显效：3 ~ 4 项有下降；有效：2 ~ 3 项有下降；无效：4 项中下降不明显甚至增高，或仅下降 1 项。

肌容量：显效：上下肢均有增加；有效：上肢或下肢有增加；无效：上下肢均无增加或反而减少。

（2）综合疗效评定标准

症状及体征，功能锻炼，肌容量 3 项。显效：3 项均改善；有效：2 项改善；无效：1 项改善或均无改善。

2. 治疗结果

按综合疗效标准，治疗组显效 54 例，占 27%，有效 112 例，占 56%，无效 34 例，占 17%，总有效率 83%；自身对照组有效 5 例，占 4.4%。经卡方检验两组间总有效率有显著性差异，P <0.005，总有效率 X=175.62。200 例患者中，疗效最短者 35 天，最长者 266 天。

3. 远期效果观察

1987 年专家鉴定后建议对患者进行长期疗效随访工作，1988 年底对 75 例出院 2 年后的患者进行了调查，患者或家长回信共 48 例，向好的方面发展者有 8 例，控制病情者 15 例，两项共 23 例，占 30.6%。

五、疗效分析

1. 症状改善情况

治疗前四肢无力，"鸭步"明显，易摔跤。200 例经治疗后，四肢无力得到改善，"鸭步"减轻，摔跤减少者 166 例，占 83%。治疗前不能站立行走 45 例患者中，治疗后能站立、行走的有 28 例，占 62%，足后跟不能着地者 79 例，治疗后已着地者 58 例，占 73%。有面部征的 15 例患者中，治疗后 10 例面部症状改善，占 66%，治疗前腓肠肌假性肥大者 139 例，治疗后腓肠肌最大周径较前缩小者有 45 例，占 32%。有肢体挛缩现象者 25 例，治疗后有 23 例挛缩消失，占 92%。

2. 功能改善情况

治疗前后分别测定了 30 分钟行走距离，上楼梯，蹲立次数，举物次数，握力 5 项。结果表明：参加行走测定的 85 例中，有 83 例患者行走距离增加，占 97%；参加蹲立测定的 79 例中有 73 例次数增加，占 92%；参加上楼梯测定的 79 例中有 67 例上阶梯数增加，占 85%；参加举物测定的 56 例，其中 47 例举物次数增加，占 83%；参加握力测定者 76 例，有 48 例增加，占 63%。

3. 血生化测定结果见表 1

检查项目	治疗前 检查例数	治疗后 下降例数	%
CPK	82	49	59.6
LDH	114	77	67.5

续表

检查项目	治疗前	治疗后	%
	检查例数	下降例数	
GOT	150	90	60
GDP	146	76	52

经统计学处理：CPK，$P=0.0379$。LDH，$P=0.0389$。GOT，$P=9.9973$，$P<0.05$，有明显性差异。GDP，$P=6.8$，无差异性。

4. 肌容量增加情况：见表2

检查部位		治疗前		治疗后			
		左	右	左	%	右	%
鹰嘴上	5cm	172	172	104 ↑	60	107 ↑	62
	10cm	172	172	105 ↑	61	106 ↑	61
鹰嘴下	5cm	172	172	104 ↑	60	106 ↑	61
	10cm	172	172	94 ↑	54	107 ↑	62
腓骨小头上	10cm	172	172	110 ↑	63	113 ↑	65
	20cm	172	172	115 ↑	66	115 ↑	66
腓肠肌周径		139	139	34 ↓	24	32 ↓	23

六、典型病例

患儿，男，8岁。6岁始发现无明显诱因行走缓慢，步态不稳，上楼梯困难，蹲立艰难，1年半后发展至不能站立、行走及翻身、双下肢挛缩不能伸直。查体：被动体位，胸腰肩背及四肢肌肉不同程度萎缩，翼状肩胛，双侧腓肠肌假性肥大，腱反射减弱或消失，病理征未引出。心肺（－），肝脾未及，肌电图示肌源性损害，心电图大致正常肌肉活检：少许肌肉组织，横纹不清，肌纤维丧失90%，脂肪细胞浸润（+++），纤维组织增生（+），异常再生（+），病理分期为末期；血生化：SGDP 98n，SGOT 73n，LDH 305n，CPK 2134n。中医诊断：痿证（脾肾两虚）；西医诊断：进行性肌肉营养不良症（假性肥大型）。入院有予以复痿汤每日1剂，并辅以功能锻炼。20天后双下肢挛缩现象消失，双腿能伸直，在夹板固定下由家长扶持可行走200米远。1个月后，去掉夹板以手扶腰可独立行走20米左右，4个月后能独立行走 400 米。由坐位到站立可独立完成。自觉四肢力量较前明显增强，行走亦渐趋平稳。共住院 140 天。出院半年后来信告知每日能独立行走约 700 米。

七、讨论

进行性肌营养不良症是以渐进性肌肉无力和萎缩为主要表现的，常无关节、肌肉疼痛感觉，属于中医"痿证"范畴。我们认为本病除属中医痿证外，还与中医儿科学中的五迟五软很相似，特别是与行迟、立迟、手软、足软、肌肉软更为符合。所以本病属先天禀赋不足，后天失养，气血虚弱所致内伤五脏而成。其辨证关键在于脾肾两虚，故拟定具有健脾补肾，益气养血，活血通络，强健腰膝作用的复痿汤进行治疗。患儿服复痿汤以后，有的初感发热汗出，有时头晕，这是正常现象，过 1～2 小时即止。以后不会再现头晕。实践证明，此类病人对制马钱子粉的耐受性很强，一般不会引起中毒。病人讲服药后自觉下肢有力，走路有劲。制马钱子粉剧毒，但只要用量，服法得当，不但不会中毒，反而有捷效。初起不可用量过大，成人可用 0.6 克，儿童以 0.3 克为宜，3 岁以下可从 0.15 克开始，1 个疗程后酌情加量。

沙海汶　李素卿　张虹　肖和印　王素梅　陈丹　指导：王永炎　刘弼臣

（北京中医学院附属东直门医院儿科）

北京中医学院学报 1991 年 14 卷 P 82-85

132 例进行性肌营养不良症肌肉活检组织化学及电镜观察

提要：取 132 例进行性肌营养不良症患者三角肌活检标本，应用 H.E 染色体，组织化学染色技术以及电镜技术进行了病理形态学研究。组织化学染色体结果表明，骨骼肌损害以Ⅰ型肌纤维为主，严重病例Ⅰ、Ⅱ型肌纤维均受累。受损伤肌纤维及部分未变性坏死的肌纤维钙红法染色呈阳性，电镜观察细胞膜广泛缺损。按病理程度，将本病分为早期、中期及晚期病变，这种分类为中医药治疗观察提供了病理形态学诊断依据。本文还对肌纤维萎缩变性坏死的机理进行了初步讨论，认为钙代谢异常是本病发病过程的关键环节。

关键词：进行性肌营养不良症；组织化学；电镜。

进行性肌营养不良症为一原因不明、与家族遗传因素有关的慢性进行性疾病。其中假性肥大型肌营养不良症为最常见和最严重。东直门医院儿科及病理科应用中药治疗进行临床病理观察，从 1986 ~ 1990 年间对 132 例进行肌肉活检形态学研究。包括 H.E 染色，一般及酶组织化学染色以及电镜观察，兹将结果报告如下。

一、材料和方法

132 例肌营养不良症肌肉活检中，假性肥大型 120 例，面肩肱型 8 例，肢带型 4 例。女性患者 8 例，男性患者 124 例。发病年龄最小者 1 岁半，最大者 21 岁。全部肌肉活检取自三角肌。每例肌肉活检组织行恒温冷冻切片，进行组织化学染色，包括还原型辅酶Ⅰ四唑氮还原酶，琥珀酸脱氢酶，肌球蛋白腺苷三磷酸酶，酸性磷酸酶，改良 Gomori 三色染色、油红 O 染色、PAS 染色及钙红法染色等组织化学染色。常规石蜡切片 H·E 染色光镜观察。并对 50 例假性肥大型肌肉活检作常规电镜标本处理，进行电镜观察。

二、结果

1. H·E 染色观察结果

早期病变 40 例，中期病变 64 例，晚期病变 28 例。

早期病变（图 1）：肌纤维明显玻璃样变性染色成深红色（大园形纤维变性），其次为颗粒样变性及空泡变性，横纹不甚清晰。并可见肌纤维多灶坏死，局部可见吞噬细胞反应及少量淋巴细胞浸润。可见小群再生肌纤维，胞浆嗜碱性、核深染。偶见肌纤维断裂及环形纤维形成。肌细胞核内移多见，可见核呈丛状密集及链状核。部分病例可见血管壁增厚、血管周围少量炎细胞浸润。脂肪组织及纤维组织增生不明显。

中期病变（图 2）：肌纤维丧失约 50% 以上，横切面肌纤维直径 5 ~ 10um，肌纤维明显大小不等，可见单根或 2 ~ 3 根肌纤维一组。玻璃样变性明显，并与萎缩的肌纤维相间存在。肌纤维之灶状坏死少见，正常再生少见，可见异常再生。链状核现象不甚明显，可见核内移，丛状核明显增多。吞噬细胞反应不明显。由于肌纤维丧失较多，故可见较明显的纤维组织增生及脂肪组织增生，并可见血管壁增厚现象，未见血管腔阻塞。

晚期病变（图3）：肌纤维丧失80%以上。灶状坏死基本消失，玻璃样变性，颗粒样变性及空泡性均不明显，不见再生肌纤维。剩余的肌纤维以不规则的束状排列，周围有脂肪组织及纤维组织明显增生。

2. 组织化学染色观察

（1）还原型辅酶Ⅰ四唑氮还原酶染色：酶活性颗粒在肌纤维线粒体和肌质网显紫蓝色，肌原纤维不着色。Ⅰ型肌纤维着色深呈紫蓝色，Ⅱ型肌纤维呈灰蓝色，进行性肌营养不良症开始通常以Ⅰ型肌纤维损伤为主。在中期进展期病变，萎缩和肥大肌纤维均显示均匀一致的紫蓝色，病变严重时两型肌纤维均受损伤。

（2）肌球蛋白腺苷三磷酸酶染色：此酶为肌纤维类型最为理想的反应酶。

在PH9.4的碱性环境中，Ⅰ型肌纤维被抑制不着色呈灰色，Ⅱ型肌纤维显示黑色。一般情况下Ⅰ型肌纤维变性萎缩明显染成灰色，严重病例，Ⅰ、Ⅱ型肌纤维均受损，有的纤维分型不清，大多呈中间组化型。

（3）酸性磷酸酶染色：该酶主要位于溶酶体内，为溶酶体标志酶，酶活性部位呈棕黄色。进行性肌营养不良症时，肌纤维肌浆呈灶性坏死并有各种吞噬细胞浸润，在该处溶酶体数量增多，故坏死处呈棕黄色。在早期病变时明显。

（4）油红O染色：用于研究脂类代谢性肌病和某型线粒体肌病时，肌纤维中出现大量脂滴，阳性反应为红色颗粒。Ⅰ型肌纤维含脂滴多，Ⅱ型肌纤维含脂滴少。

（5）改变Gomori三色染色：Ⅰ型肌纤维呈暗绿色，Ⅱ型肌纤维呈淡绿色，增生的肌纤维组织成亮绿色，线粒体呈红色。进行性肌营养不良症时，表现为Ⅰ型肌纤维受累为主，故萎缩变性肌纤维呈暗绿色。有些严重病例，萎缩肌纤维呈淡绿色，肥大肌纤维呈深绿色，增生的肌纤维组织呈亮绿色。在肌病晚期，肌纤维组织增生。血管壁增厚等病变可以清晰地显示出来。

（6）PAS反应：肌糖元染成紫红色。Ⅰ型肌纤维含肌糖元少，故染色淡，Ⅱ型肌纤维含肌糖元多，呈紫红色。

（7）钙红法染色：在钙沉淀处显示红色，而肌纤维呈淡橘黄色。在我们观察的病例中，大多数肌纤维可见有钙化沉淀，被染成红色，并可见于无明显变性坏死的的肌纤维中。

3. 电镜观察结果

早期改变在肌节内明带Z线附近呈选择性退行性变，发生于同一肌元纤维的相邻几个明带，而明带间的暗带基本正常。Z线呈水纹状排列，明显模糊不清。

在明带和Z线水平上可见肌节肿胀，肌原纤维崩解形成多个肌节，肌节紊乱（图5）。在光镜H·E染色所见之大园变性的肌纤维，也可呈肌节紊乱，失去正常结构。Z线变形，减少甚至消失，并可见明、暗带结构不清，被排列紊乱的纤维细丝所代替。肌纤维崩解坏死在电镜下，细肌丝崩解成颗粒状、片状。早期时，线粒体肿胀，肌浆网扩张变形且集聚（图4），病变严重病例，肌膜下线粒体减少甚至消失，可见脂肪滴及脂褐质。有处可见肌纤维水肿，由于水肿压迫肌原纤维Z线明带不明显。肌膜缺损呈断续性且比较广泛（图6）。彻底崩解坏死之肌纤维，可见细胞核，线粒体。肌元纤维及细胞膜缺损之现象。

电镜下毛细血管基底膜增叠，但未见明显阻塞现象。

三、讨论

本文对132例进行性肌营养不良症肌肉活检标本，根据KaKulas和Adams的分期论点[1-3]，按其肌肉损害程度分为早期、中期进展期及晚期病变。此病变分期对诊断及运用中医药进行临床疗效观察，可提供病理形态学的依据。

运用组织化学方法来协助诊断神经肌肉疾病为近年来诊断技术的进步。它可以研究肌纤维中各种酶和非酶代谢变化，现已经成为诊断肌肉疾病的重要手段。首先可以鉴别肌纤维类型，不同肌病对不同类型肌纤维的损害程度和性质不同。两类肌纤维常见之病变有萎缩变性肥大，同型性肌群化和病变以某型肌纤维占优势等等，均见于一定的肌病。此外运用酶组织化学技术可以确定肌病是肌源性损害或神经源性损害，两者极易混淆，不同酶组织化学反应可以提供重要的形态依据，从而可以进行鉴别，故可以诊断特殊疾病，并对某些疾病的本质有更为明确的认识。因此可见，此技术是有一定临床诊断价值。

进行性肌营养不良症肌纤维发生萎缩变性坏死，目前认为钙代谢异常是发病过程关键环节。在我们的工作中，通过钙染色方法，在有病变及非病变肌纤维中，均有钙沉淀，电镜观察可见肌膜缺损等形态学变化。目前认为钙代谢异常的机制有自由基损害肌细胞、钙调素调节障碍以及膜脂质、膜蛋白，膜结合糖缺陷等等学说[4,7]。本病的原发缺陷是磷脂酰、胆碱的合成障碍，可直接影响膜对钙的通透，使细胞内钙蓄积[5]。此外，由于自由基代谢障碍，使卵磷脂合成减少，导致细胞Ca^{++}-ATP酶活性降低；自由基还能氧化内质网和细胞膜的Ca^{++}-ATP酶的巯基，抑制Ca^{++}-ATP酶的活性，用细胞内$Ca1+$不能泵入，内质网及细胞间液，从

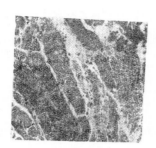

图1　早期病变：肌纤维玻璃样变性，颗粒样变性，横纹不清。灶性坏死，吞噬细胞淋巴细胞浸润。核中移位，链状核。肌纤维断裂。×330。

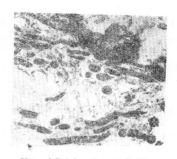

图2　中期病变：明显玻璃样变性，萎缩及肥肌纤维交错。链状核。肌纤维杂丧失，由多量纤维组织及脂肪组织增生代替。×220

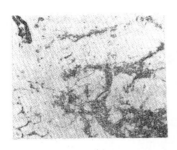

图3　晚期病变：肌纤维大部丧失，残余肌纤维排列不规则，可见玻璃样变性，大量脂肪组织及纤维组织增生。×330

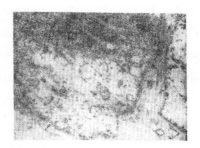

图4　Z线不清，肌膜下溶酶体，脂肪滴，扩张内质网，肌膜多处缺损。×9000

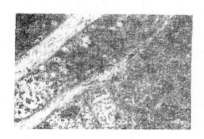

图5　肌节膨胀，Z线处肌原纤维崩解为多个肌节，肌膜缺损。×6000

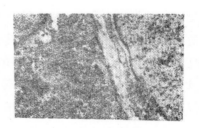

图6　细肌丝崩解成细丝及颗粒状。肌膜渐续破坏。×15000

赵风志　代欣　卜益民（东直门医院病理科）　沙海汶（东直门医院儿科）贾旭　曹慧玲（病理教研室）　许红（解剖教研室）

北京中医学院学报 1991 年第 14 卷期刊 P 66-69

而导致胞内 Ca++ 蓄积[6]。由于 Ca+ ＋蓄积引起肌原纤维过度收缩，肌纤维断裂；大量 Ca1++ 可激活钙活性中性蛋白酶，导致肌原纤维 Z 线降解，并破坏线粒体结构；大量 Ca++ 还可促进肌膜破坏，使肌膜通透性增加[3]，由此形成恶性循环。最后导致细胞萎缩变性甚至坏死崩解。

参考文献

[1]Andras L・Korenyi-both Muscle Pathology in Neuromuscular Disease charles C Thomas,Publisles,1983

[2]Byron A・Kekulas and Reymond D・Adams Disease of Muscle Pathological Foundations of chinical Myology ,4th ed,Harper & Row,Publishers,1985;368 ～ 459

[3]Mokri B,et al・Neurology,1975;25:1111

[4]Nagy B,et al・Ann Neurol,1986;20:50

[5]Infante Ip,et al・J Theor Biol,1985;116:65

[6]Murphy ME,et al・Life Science,1986,39:2271

[7]Derm KE,et al・Nature,1988,333:798

怎样防治"痄腮"

小陈是幼儿园里新来的保育员。前些日子，她班上有几个孩子得了腮腺炎，孩子的小腮帮子肿得把耳垂都托起来了，还伴有发烧、厌食、精神欠佳等症状。小陈把孩子送到隔离室后，就去找中医沙大夫咨询。

陈：沙大夫，最近我们幼儿园里有几个孩子生病了，西医诊断为流行性腮腺炎，但无特殊治疗方法，您是搞中医的，请您谈谈中医对本病的看法好吗？

沙：中医称腮腺炎为"痄腮"，民间也有些地方把它称作"鹭鸶瘟"或"蛤蟆瘟"的。此病主要由于外感风温疫毒，从口鼻而入，壅结腮部而引起急性发作。

陈：这种病是不是在冷天容易流行呢？

沙：一般来说，一年四季都可以发生，但以冬春两季发病率最高，特别是5～9 岁的孩子最多见，少数成人也可得此病。

陈：发病早期怎样知道是得了"痄腮"病，病好后还会再得第二次吗？

沙：开始发病时孩子可有低烧、头痛及消化系统的症状，接着腮部便肿胀起来。腮肿的特点以耳垂为中心，且肿胀边缘不清楚，表面皮肤不红，用手压之有疼痛和弹性感，患儿在张口和吃东西时感觉疼痛。感染本病一次后一般可获得终生免疫。

陈：得了"痄腮"，严重的会留下后遗症吗？

沙：一般来说，轻症患者临床症状较轻，腮肿4～5天便开始消退了，且预后良好。但病情严重的，可以有高烧、头痛、烦躁、食欲不振、呕吐、精神差、大便干燥、小便短赤、舌苔黄腻、咽红、脉速等症状；个别年龄较大的男孩还会并发睾丸炎，出现较重的上腹痛等消化道症状。

陈：沙大夫，您能谈谈中医怎样治疗"痄腮"吗？

沙：对于轻症"痄腮"，中医主张疏风清热，散邪消肿。可用银翘散加减，根据病情选用：银花、连翘、桔梗、牛蒡子、薄荷、黄芩、板蓝根、夏枯草等药物。治疗重症"痄腮"，主要是清热解毒，软坚消肿。用普济消毒饮加减，可选用：黄芩、连翘、元参、牛蒡子、板蓝根、僵蚕、桔梗、薄荷、公英、夏枯草等药物。如有睾丸红肿疼痛的症状，可在上述药方的基础上加用：桔核、荔枝核、川楝子等。如果出现神志昏迷、惊厥等症状，可在清热解毒的基础上加用镇惊熄风药。若患者伴有频频呕吐，可在普济消毒饮的基础上加用藿香、姜竹茹、黄连、半夏、陈皮等。

陈：沙大夫，除了服用中药以外，还有别的治疗方法吗？

沙：除了内治法以外，还有外治法，即把药末敷在腮部肿胀的地方。外治法对轻症重症病人均适用。腮部肿胀时可用下面几种药物：①如意黄金散。用醋、冷茶水或植物油将其调好后敷在肿胀部位，每日更换2～3次。②紫金锭。用水将其调好后外敷患处。还可以将青黛散用醋调好后敷在肿胀的部位，每日3～4次。

陈：沙大夫，如果病情不重，能不能用一些简单的中成药治疗呢？

沙：可以。一种是犀角化毒丸，每次1丸，每日服2次，连续服3～5天。另一种是腮腺炎片，每次6片，每日服3次。

陈：如果孩子吃药困难，病情又不太重，能用针剂治疗吗？

沙：可以。目前市场上出售一种抗腮腺炎的针剂，主要成分是中草药金银花。3岁以下儿童用半支，3～7岁用1支，8～14岁用1～2支，肌肉注射，每日2次。

陈：孩子在患病期间，饮食上要注意些什么呢？

沙：治疗期间，如果孩子发烧，应当卧床休息，饮食应以流质、半流质为主，并避免食荤腻及发性食物。

陈：中医对"痄腮"有预防的办法吗？

沙：中医对与"痄腮"患者有接触史的易感儿童，一般采用煎服板蓝根15～20克或以板蓝根冲剂冲服，连续服3～5天，以起到预防"痄腮"的作用。

陈：沙大夫谢谢您，请您给我们幼儿园的其他小朋友开点板蓝根吧，我一定及时给他们服药预防。

《健康》杂志1991年10月号 P14

小儿肺热咳喘冲剂

方剂来源：赵心波经验方。

方药组成：麻黄3g 杏仁6g 生石膏24g 甘草3g 银花、连翘、知母、黄芩、板蓝根、麦冬、鱼腥草各10g。

使用方法：以上各药混合煎煮两次，分开两次滤液，静置15小时，过滤，得滤液，将滤液浓缩，加乙醇，加蔗糖，制成颗粒，干燥即得。本药为冲剂。3岁以下：1次1袋，日3次；3～7岁1次1袋，日4次；7岁以上，1次2袋，日3次。

适用病症：肺热咳喘。症见发烧或不发烧，咳嗽有痰，流涕色黄，或喘，大便干燥，小便黄，苔薄黄，质红，脉浮数。饮食不调，两肺有干罗音或中小水泡音者。包括现代医学的上呼吸道感染、支气管炎、喘息性支气管炎以及支气管肺炎等。

临床疗效：以本方治疗75例肺热咳喘，治愈30例，占40%；显效19例，占25%；有效21例，占28%；无效5例，占7%。总有效率为93%。

辑方人：沙海汶 北京中医药大学东直门医院

《古今儿科临床应用效方》
山东科学技术出版社 1992.1 P71

加味当归六黄汤

方剂来源：沙海汶经验方

方药组成：当归、生地、熟地各10g 黄芩9g 黄柏6g 黄连3g 生黄芪15g 炒白术、白芍各10g 煅牡蛎（先煎）30g 五味子10g 炙甘草3g 防风6g。

使用方法：水煎服。3岁以下患儿浓煎60毫升，3～14岁患儿浓煎100毫升。每日一剂，日2次，15日为一个疗程。

适用病症：儿童盗汗。血虚，阴虚阳亢之盗汗；大病之后气阴两伤之盗汗；三焦郁火，湿热郁蒸之盗汗。症见盗汗，夜啼，烦躁，纳差，夜寐不安，溲赤，便干，苔薄黄，脉细数。

临床疗效：56 例盗汗患儿。其中女性 32 例，男性 24 例，年龄最小 3 个月，最大 14 岁半。

疗效标准：治愈：盗汗消失，其他临床症状和必要的化验均为正常；显效：盗汗明显减轻，兼症已除；有效：盗汗减轻，兼症也减轻；无效：盗汗不减。

治疗结果：56 例中，治愈 21 例，占 37.5%；显效 19 例，占 33.9%；有效 14 例，占 25%；无效 1 例，占 3.6%；总有效率 96.4%。

辑方人：沙海汶 解英 北京中医药大学东直门医院

《古今儿科临床应用效方》

山东科学技术出版社 1992.1 P482

变不治为可治——进行性肌营养不良症

1989 年 2 月，我曾治一男性患儿，14 岁。走路呈鸭步 6 年，加重 3 年。自幼走路较晚，动作缓慢，易摔跤，以后逐渐加剧，行走呈鸭步。在当地医院，做肌电图显示：肌源性损害，诊断为"进行性肌营养不良症"——假性肥大性。目前，步态不稳，左右摇摆，呈鸭步状态。站起费力，不能自己下蹲，起立时需扶物，且很艰难。形体消瘦，骨瘦如柴，翼状肩胛，腓肠肌假性肥大，坚硬如砖，左右其周径各为 36.5 厘米。面色萎黄，苔薄白质淡，脉沉细无力。症属脾肾两虚，气血不足，因脾主肌肉、主四肢，脾虚则生化无权，四肢、肌肉失于荣养，故四肢无力，肌肉萎缩。肾主骨，骨生髓，肾虚则髓少，肾虚则骨软。故

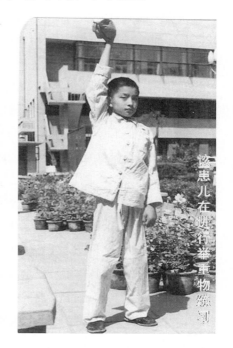

患儿在进行举重物练习

易摔跤，行走较晚，步态蹒跚，下蹲后站不起来。治宜健脾补肾，益气养血，活血通络，强腰膝。方用马钱复痿灵冲剂，每次一袋，日 2 次，连服 20 天为一个疗程。

一疗程后停 10 天，再服第二疗程，但马钱子粉剂量要加倍。月余后，配合针灸、按摩，每周各 3 次，交替进行。又一个月后，病情大减，鸭步不明显，不摔跤，腓肠肌变软如常人。其周径大减，一个为 34 厘米，一个为 35 厘米，体重增加 1 千克。功能锻炼明显增加，仰卧起坐由几次增加至 300 次，扶物下蹲起立由零增加到 200 次。上下楼梯由 16 个阶梯增加到上下 1 ~ 3 层楼（88 个台阶）连续 30 次，上肢举砖 150 次（左右手各有一块整砖）。肌电图短棘波多项均下降到 20% 以下。近期临床效果突出。

进行性肌营养不良症，无特效疗法，是不治之症之一。西医只能诊断，不予治疗。而祖国医学对此病治疗是有一定效果的，杂志上有过报导，特别是中医的综合治疗效果尚可。此例就是有力的说明。

《燕山医话》1992 年 9 期 P301

中医治疗进行性肌营养不良症的临床研究述评

提要：本文对中医药治疗进行性肌营养不良症的研究进展进行述评，同时讨论了本病病名，病因病机以及马钱子应用问题，并对今后临床研究工作的重点提出了建议。

关键词：进行性肌营养不良症；痿证；病因病机；治法；辨证分型；专方。

沙海汶，男，53 岁，副教授，副主任医师，硕士研究生导师。现就职于北京中医学院东直门医院儿科。兼任北京中医药学会儿科专业委员会会员，《北京医学》编委，北京穆斯林文化学会理事。1965 年毕业于北京中医学院，至今从事中医儿科医疗、教学、科研工作 28 年。已发表学术论文 40 篇，2 篇获学院级优秀论文奖，2 篇参加国际会议；出版专著及合著专业书籍 5 部。主持的"中医药治疗进行性肌营养不良症临床研究"为国家中医药管理局中标课题，已获得阶段性成果，通过专家鉴定，1992 年获院级 3 等奖。

进行性肌营养不良症是以全身肌肉组织原发性变性为主的一组遗传性进行性家族性疾病，以肌肉进行性萎缩和无力为临床特征。由于本病病因不明而缺乏有效的治疗方法，所以它是目前全世界医务界公认的"难治病"。中医历代文献虽无"进行性肌营养不良症"的病证名称，但对于一些症状和体征的描述与本病颇为相似；中医方药虽未明确记载治疗肌营养不良症的功用，但依其壮骨强筋，增加肌力之类的疗效则可被移植或借鉴运用。多年来，中医对本病的治疗作了不少尝试，并且取得了一定的成绩。

1. 中医药治疗本病现状

中医对本病的治疗研究始于建国以后，要之，大约可分为三个阶。

（1）建国后到 70 年代

早在中国中医研究院创办初期，叶心清老中医诊治 1 例李姓男孩，经北京医院与儿童医院会诊认定为假性肥大型进行性肌营养不良症，叶老用补气养血舒筋活络兼利湿清热法，选黄芪、当归、牛膝、地龙、茯苓、秦艽、桑枝、独活、泽泻、苍术、黄柏、甘草、陈皮煎汤，吞服三七粉，配合针刺肩髃、曲池、曲泉、外关，足三里，治疗 17 个月，病情稳定，走、跑、跳皆自如 [1]。1975 年，江西名中医张海峰经治 1 例 39 岁发病的肢带型患者，因其发病以腹泻，纳少而不耐饥饱，四肢及躯干皆无力演变，按《素向·太阴阳明论》关于脾病而四肢不用的理论，初用补阳还五汤加牛膝 30 剂，中间出现脉结代而服炙甘草汤 30 剂，后用补中益气汤 180 剂而基本康复 [2]。1974 年到 1976 年，友谊医院神经内科富慧谛等，应用灵芝类制剂治疗 11 例，其中以赤芝孢子粉注射剂（731）400mg，每日肌注 1 次，连续 3～4 个月，取得较好的近期疗效 [3]。

（2）80 年时代初期、中期

80 年代以来，关于本病治疗报道日益增多。其中以个案报道较多。大多属于医家根据患者的具体情况辨证施治：例如赵养生治一患者，用生黄芪 50 克，红参、当归、白术、山药、柴胡、桂枝、甘草、河车粉各 10 克，鸡内金 6 克，红枣 10 枚，乌梢蛇 30 克，同服猪骨髓汤取效，主张重用血肉有情之品 [4]。张德修用党参，黄芪，当归，白术，黄精，枸杞子，菟丝子，鹿角胶。龟板胶，陈皮，甘草组方，对 1 例调治 2 年而取效 [5]。董廷瑶弘扬近代名医恽铁憔的经验，对 1 例 5 岁假性肥大型患儿，以川椒辛热通络，振痿强筋，拟方：川椒 1.5 克，党参、黄芪、白术、鸡血藤、伸筋草各 9 克，当归、赤芍各 6 克，甘草 3 克，2 周微效，续加熟地，山药，山萸，牛膝以补肾，2 月后行走自如，步态稳健 [6]。刘春华以温补脾阳法治 1 例面肩肱型肌营养不良症，用黄芪、党参、白术、云苓、肉蔻、炮姜、补骨脂、五味子、甘草、大枣组方，服用半年余，体力恢复，能参加劳动 [7]。郭素华治疗 1 例 42 岁的眼咽型肌营养不良症患者，选黄芪、党参、熟地、补骨脂各 30 克，山药、豹骨各 20 克，菟丝子、灵仙各 18 克，牛膝、鹿角胶、山萸肉、杜仲、续断各 15 克，当归、锁阳、草薢、黄柏、茯苓、广木香各 12 克，河车粉 10 克，砂仁 6 克等，随症变化加减治疗 3 个半月后。视物清楚，吞咽顺利，蹲站自由[8]。卓权治 1 例始终以补气为宗旨，少用砂仁以运脾，重用菟丝子以填精养血生肌，服药 3 个月后能行走，又续治 5 个月而控制[9]。李济仁用补肾养肝舒经活络法，仿张景岳右归丸化裁治疗 1 例，服药 30 剂而康复[10]。范宝安用右归丸汤剂治疗本病多年，并报告 2 例完整病例。取金刚丸强肌增力之义[11]。陶平运用刘河间地黄饮子加减治疗 1 例，取补肾益精，养肝健脾胃之义，调治 2 月诸证皆愈且未复发[12]，王功榕报道用虎潜丸试治 1 例也获满意疗效[13]。王志红治 1 例先用四妙散，后用二仙汤和四君子汤化裁，长期口服虎潜丸和刺五加皮片，并用"肌生注射液"共 40 天。配合针灸，坚持 4 年，恢复一般体力劳动[14]。黄水源以左归丸合四妙散化裁，配合维生素 B_{12} 和 B_1，双足三里穴位注射，每日 1 次，服药 72 剂后，体重增加，步履渐复常态[15]。焦可运用服帖药膏（肉桂、丁香、草乌、川乌、乳香、没药、红花、当归、赤芍、透骨草，烘干为细末，加凡士林调涂腓肠肌处，每日 4 ～ 6 小时），配合内服加味平胃散，虎潜丸，黄芪桂枝五物汤治疗 3 例，2 例缓解[16]。这些零星报道都为探讨肌营养不良症的病因病机，治则治法提示了启迪。

（3）80 年代中末期至 90 年代初期

近 5 年来，多病例的治疗报道逐渐出现，主要有专方专药为主，辨证论治为主，专方专药与辨证论治相结合 3 种形式。

1）专方为主：王志祥治 6 例获得近期疗效，通用复痿汤（黄芪、熟地、茯苓、当归、山药、牛膝、菟丝子、白术、赤芍、川芎、地龙、红花、炙马钱子）[17]。罗练华等报告 4 例，通用治痿汤（黄芪、党参、山药、白术、茯苓、地龙、当归、川芎、熟地、菟丝子、枸杞子、赤芍、牛膝、制马钱子，甘草），服药后肌力增加，行走有力而跌跤减少，蹲站自如，假性肥大减轻[18]。郝君生以增力汤治疗 13 例，明显好转 4 例，显效 7 例，无效 2 例。其主要药物：紫河车、龟板、附子、党参、当归、穿山甲、白芥子、没药等[19]。笔者于 1986 年，以马钱复痿汤为主治疗 30 例，结果显效 12 例，占 40%，有效 12 例，占 40%，无效 6 例，占 20%，总有效率为 80%。取黄芪、山药、白术、甘草促脾益气，改善免疫功能；当归、丹参、川芎等养血活血，改善微循环；熟地，肉苁蓉，地龙、牛膝、杜仲、附子、桑寄生等补肾填髓，壮阳通络，强健腰膝；制马钱子粉，提高骨骼肌紧张度。配合针灸按摩以及力所能及的功能锻炼[20]。

2）辨证论治：韦俊报告 54 例，分三型辨证施治：①脾胃虚弱型：治宜益气健脾，活血通络，方用参苓白术散加地龙、当归。②脾肾两虚型：治宜益气活血，健脾补肾，佐以通络，方用补阳还五汤加味。③肝肾亏损型：治宜补益肝肾，滋阴清热，活血通络，方用虎潜丸加味。配合西药：ATP20mg，辅酶 A50～100 单位，每日各肌注 1 次，20 次为一个疗程，中间休息 2 周，再应用第 2 个疗程，同时配合针灸。结果：显效 32 例，有效 22 例，总有率为 100%[21]。尚尔寿按三型辨证论治：①肝风型：治以平肝潜镇，疏风通络，健脾益气，自拟复肌汤（胆南星、姜半夏、僵蚕、陈皮、佛手、焦三仙、甘草、麦冬、党参、白术、枸杞子、杜仲、伸筋草、葛根、桃仁、钩藤、黄芪、珍珠母、牡蛎），复肌宁粉或片（天麻、全蝎、蜈蚣、地龙、牛膝、杜仲、黄芪，7 味共为极细末，早晚各服 2.5 克）。②肾虚型：治宜阴阳双补，益肾强筋，方用右归丸，健步虎潜丸加味。③脾虚型：治宜益气健脾，平肝通络，方用补中益气汤，香砂六君子汤加味，配合复肌汤或片[22]。

3) 专方与辨证论治相结合：笔者等人于 1987 年，按国家中医药管理局科研课题管理要求，重新设计了诊断标准及疗效评定标准，以专方为主结合辨证施治，将本病分成五个证型：以脾肾两虚证为基本证：症见四肢无力，以下肢为重，蹲下起立困难，步态不稳或者鸭步，易倾跌摔跤，登楼困难，腿肚增粗发硬，面色萎黄，形态消瘦，胃纳减退，晚期肌肉萎缩明显，足不着地，四肢不温，肘膝以下尤甚，甚则肢体拘挛不伸，舌淡苔白，脉象沉细无力。治法：健脾补肾，益气养血，活血通络，强壮腰膝。方药：用复痿汤（黄芪、茯苓、山药、炙甘草。当归、川芎、熟地、桑寄生、制马钱子粉等）为基本方。根据临床表现又常兼有痰湿内盛，脾气虚弱，风痰阻络，气阴两虚四证，分别应用基本方合二陈汤、六君子汤、牵正散、当归六黄汤加减治疗。设自身对照组 112 例，治疗组 200 例，治疗组有效率 83%，对照组有效率为 4.4%，统计学处理 P<0.005，有显著性差异[23]。

2. 关于病名、病因、病机的探讨

分析上述文献，并结合个人的临床实践，可以看出对本病中医病名、病因病机是有争议的。进行性肌营养不良症以渐进性肌无力和萎缩为主要表现，常无关节肌肉疼痛感觉。属于中医痿证范畴。这是绝大多数学者公认的。有人提出仅将此病归属于痿证范畴限制了后人的临床发挥，并根据本病肌颤，走路摇摆等表现，引《素问·至真要大论》之"诸风掉眩，皆属于肝"的病机归属，而倡立"留瘦"病名，主张以"肝风"为主进行辨证[22]。此见解尚需验之于更多的实践，目前尚未被多数学者所公认。又有人认为，此病确实不仅属痿证，还与中医儿科学中的五迟五软相似，特别是与行迟，立迟、手软，足软，肌肉软更为符合。认为本病属于先天胎禀不足，后天失养，气血虚弱导致内伤五脏。其辨证关键在于脾肾两虚[4, 5, 23]。此外，有人认为脾胃虚，脾肾阳虚[4-8]，肝肾阴虚[10-13]，还有夹湿热[1,13,15]，气虚血瘀[2]等。

由于本病是遗传性疾病，决定于先天，《灵枢·经脉》："人始生，先成精，精成而脑髓生"。《灵枢·决气》："两神相搏，合而成形，常先身生，是谓精"。说明"先身生"之精，是生命的起源，为父母所赋，其延续物归藏于肾，为肾精之核心。肌营养不良的产生，即是父母精血亏虚，或染邪毒，致子代"先身生"之精不良，肾气不充的缘故。脏腑故不得肾精之滋养而见诸虚。如心主血脉，心气弱心血亏，则经脉空虚，症见肩臂抬高无力，膝踝不能提举等，所谓"脉痿"；肝主筋，为罢极之本，肝虚则筋膜失养；症见诸筋松弛，疲乏无力，所谓"筋痿"；脾为胃行津液，主肌肉，脾气不足则肌肉失充，症见大肉削脱，身重无力，所谓"肉痿"；肺主气，外合皮毛，肺虚津亏则肌肤失润，症见皮毛干枯，所谓"皮痿"；肾藏精，主骨生髓，肾精亏虚则骨枯髓减，症见足不着地，腰脊不举，所谓"骨痿"。此处强调先天之本以及肾虚的重要性。

然而"治痿独取阳明"也是有道理的。因为肺主气，外合皮毛，肺朝百脉而灌溉诸经。然肺之津气，需要后天水谷精微之濡养，方能维持正常运动功能。肝藏血，主筋，为罢极之本，筋附于骨节而主收缩弛张，使骨节运动自如。肝散其精以养筋，筋得濡养，乃能运动，耐受疲劳。经云："食气入胃，散精于肝，淫气于筋"，可见筋之弛缩运动，须得后天水谷之气的供养。肾藏精，主骨生髓，为作强之官。作强者，即是动作轻劲有力。当肾气旺盛，精盈髓足，骨骼得以充养，则筋骨强劲，动作轻健有力。然精髓又须赖后天水谷之精微的不断补充，才能充盈。脾为后天之本，主肌肉，四肢，与胃相表里。阳明胃与太阴脾是气血津液生化之源，五脏六腑，四肢百骸，经脉筋骨都有赖于脾胃不断补充供应津液，精血。若脾胃虚弱，受纳运化功能失常，津液精血生化之源不足，肌肉筋脉失养，则肢体痿软，不易恢复。因此，"治痿独取阳明"即指在临床治疗时，不论选方用药，针灸取穴，一般都要重视补益后天，调理脾胃这一基本原则，同时也说明脾虚是本病的辨证关键。

3. 有关马钱子应用问题的讨论

有人认为马钱子虽然能改善肌无力的症状，但不能改善肌肉细胞的病变，而且马钱子有蓄积中毒之危害。应用时需要特别注意其炮制，严格控制用量[24]。马钱子具有祛风利湿，散寒通络，活血止痛的作用。因马钱子含番木鳖碱，能使脊髓，延髓，大脑皮层兴奋，从而增强骨骼肌紧张度，改善进行性肌营养不良症肌肉无力状态，所以患者服药后均有肌力增强感觉，走路时较前明显有力，鸭步减轻，摔跤减少。另外马钱子开通经络，透达关节之力，远胜于它药。制马钱子粉虽剧毒，但只要用量服法得当，不但不会中毒，反而有捷效。初起不可用量过大，成人可用 0.6 克，儿童以 0.3 克为宜，3 岁以下，可从 0.15 克开始，用一个月后，酌情加量[20]。笔者认为马钱子粉在饭后半小时冲服最好，如饭前空腹服用则反而有腿软现象，这是临床经验。据徐淑云等主编的《临床药理学》载：马钱子的主要成分是士的宁，其易自胃肠道及注射部位吸收，入血后可迅速由血液循环进入组织，约 20% 由尿排出，其余在体内主要经肝脏线粒体中的酶破坏，口服后数分钟即可出现于尿中，12 小时几乎全部排出[25]。肌营养不良症及肌肉萎缩无力病人，对此药耐受力很高，加之重视其毒，配伍时加大甘草的用量，采取相应措施，一般可以避免中毒。如果出现中毒现象，可立即针刺人中，合谷穴，停药或者减量，不会再出现中毒。如严重中毒，可用镇静药安定加葡萄糖静脉点滴治疗。

4．几点建议

中医药治疗进行性肌营养不良症虽取得一定成绩，但仍有不少问题有待进一步深入探讨。笔者认为，今后对肌营养不良症的研究重视以下几个方面：

（1）建立全国统一的中医辨证分型和疗效评定标准以保持与西医同步，同时西药对照组应相对固定，做到相互之间有可比性。从目前中医分型看，很不一致，如有分三型者，也有分五型者。即使同是三型也不一致，这不便于临床应用。望能集中全国力量，制定出统一的中医辨证分型标准，以便全国参照执行。至于疗效评定标准，笔者认为，由于肌营养不良症属于全身肌肉的广泛病变，所以制定疗效评定标准应监测全身肌肉功能恢复情况，同时还要考虑到肌电图，心电图、血生化、肌容量、肌肉活检等方面，作全面衡量，所得的结论才比较切合实际。

（2）药物的筛选要以实践研究相结合，以利推广。分析文献报道所用方药，其涉及到的古方有补中益气汤，补阳还五汤，参苓白术散，右归丸，虎潜丸，六君子汤，八珍汤，四妙散，平胃散，牵正散，温胆汤，当归六黄汤等。多数医生选用上述古方化裁加入各自实践认为有特殊功用的的药物，诸如益气，调整人体免疫功能的黄芪，灵芝，补肾填精壮腰膝的菟丝子，桑寄生，血肉有情之品乌稍蛇，紫河车粉，龟板，鹿角胶，辛热通络，振痿强筋的川椒，伸筋草，鸡血藤，巴戟天，仙茅，仙灵脾，外敷药更用温通的川乌，草乌，透骨草等，平肝熄风的全蝎，地龙，蜈蚣，马钱子等。早在《礼记》就有聚毒药以共医事明论，我们要重视和正视马钱子的"毒性"问题，但亦不能因噎废食，深入开展实验研究，趋利避害，不单单是马钱子一味药，诸如川椒，蜈蚣，全蝎等皆要深入探讨。

（3）临床观察可以多方位协作。本病在优生优育尚做的不尽理想的中国大地散发较多。提高基层中医人员对本病的认识和治疗勇气，可更多的减轻病患疾苦与负担；及时沟通情报信息，可以大面积提高治疗率和有效率。事实上报道中不少是县以下医疗机构的验案。推广高层次的研究成果，将不断提高中医治疗进行性肌营养不良症的疗效，并可以从此深入和扩展中医药对遗传性疾病的治疗实践。

参考文献

[1] 叶心清 . 进行性肌营养不良治验一例 . 广东中医 ,1963;(6):32

[2] 张海峰 . 进行性肌营养不良症一例治验 . 新中医 ,1977;(4):32

[3] 富慧谛 , 等 . 应用灵芝类制剂治疗强直性肌营养不良 11 例临床观察 . 中华神经精神科杂志 ,1979;(4):32

[4] 赵养生 , 等 . 进行性肌营养不良症治验一例 . 福建中医药 ,1982;13(1):54

[5] 张德修 . 进行性肌营养不良症一例治验 . 浙江中医杂志 ,1982;(8):384

[6] 董庭瑶 . 小儿痿证验案 . 江苏中医杂志 ,1986;(9):16

[7] 刘春华 . 进行性肌营养不良症 . 湖南中医杂志 ,1987;(5):48

[8] 郭素华 . 治愈进行性肌营养不良症 . 四川中医 ,1988;(2):24

[9] 卓权 . 进行性肌营养不良症验案一则 . 新中医 ,1986;(8):39

[10] 李济仁 . 进行性肌营养不良症 1 例治验 . 中医杂志 ,1984;25(12):32

[11] 范宝安 . 右归丸治疗进行性肌营养不良 . 山东中医杂志 ,1988,7(3):23

[12] 陶平 . 加减地黄饮子的临床应用 . 辽宁中医杂志 ,1986;(2):29

[13] 王功榕 . 进行性肌营养不良 . 赣南医药 ,1984;(4):245

[14] 王志红 . 进行性肌营养不良症一例治验 . 安徽中医学院学报 ,1988,7(4):33

[15] 黄水源 . 肌营养不良症治验 . 福建中医药 ,1988;19(3):59

[16] 焦可运 . 敷贴为主治疗进行性肌营养不良症 2 例 . 山西中医 ,1987,8(7):312

[17] 王志祥 . 制马钱子与加味复痿汤并用治疗进行性肌营养不良症 6 例 . 神经精神疾病杂志 ,1981;7(2):103

[18] 罗练华 , 等 . "治痿汤" 治疗进行性肌营养不良症的体会 . 中西医结合杂志 ,1987;(4):202

[19] 郝君生 . 增力汤治疗假性肥大型进行性肌营养不良症 13 例 . 山东中医学院学报 ,1989;13(2):19

[20] 沙海汶 . 进行性肌营养不良症 30 例临床小结 . 北京中医 ,1986;(6):18

[21] 韦俊 . 中西医结合治疗小儿进行性肌营养不良 54 例 . 山西中医 ,1990;11(7):300

[22] 陈立华 . 尚尔涛治疗进行性肌营养不良症的临床经验简介 . 北京中医 ,1988;(5):5

[23] 沙海汶 , 等 . "复痿汤" 治疗进行性肌营养不良症 200 例临床研究 . 北京中医学院学报 ,1991;14(增刊):82

[24] 郭贞山 . 进行性肌营养不良症的中医治疗概况 . 中医药信息 ,1991;(1):20

[25] 徐淑云 , 等 . 临床药理学 . 上海科学技术出版社 ,1983:367

沙海汶　东直门医院儿科　张兆云　中医研究院

北京中医学院学报 1993 年 16 卷 3 期 P2-6

40 例进行性肌营养不良症用复痿汤治疗前后的心电图对比分析

关键词 : 进行性肌营养不良症 ; 心电图 ; 复痿汤

进行性肌营养不良症是一种遗传性、进行性、家族性疾病。至今尚无有效的治疗方法。我院儿科病房 1985 年 2 月至 1986 年 12 月共收治 75 例本病患者,采用内服复痿汤,辅以功能锻炼的治疗方法,取得了一定近期疗效。本文针对其中 40 例治疗前后心电图有改变者,进行治疗前后心电图对比分析,报告如下。

1. 临床资料

1.1 一般资料：40 例中男性 39 例，女性 1 例；1 ~ 9 岁 25 例；10 ~ 19 岁 13 例，20 ~ 23 岁 2 例；其中最小年龄 3 岁半，最大年龄 23 岁。以男性儿童居多。

1.2 病例选择：①临床表现：四肢乏力，鸭步，易摔跤，上梯困难。Gower 氏征（+），假性肥大，挛缩现象，瘫痪，眼睑不能闭合，鼻唇沟不对称等；②谷草转氨酶，谷丙转氨酶，乳酸脱氢酶，肌酸磷酸激酶升高（美国动力学方法），表面抗原阴性；③肌电图符合肌源性损害；④肌肉活检符合者；⑤心电图有改变者。

1.3 心电图表现：40 例中，不正常心电图 14 例，可疑心电图 12 例，大致正常心电图 14 例（心电图具体改变详见表 1 ~ 表 3）。

2. 观察方法

内服复痿汤（黄芪、当归、川芎、赤芍、炙甘草、制马钱子粉等）。每日 1 剂，水煎服，儿童 60 ~ 100ml/ 日，成人 200ml/ 日，分 2 ~ 3 次服，制马钱子粉不煎，分 2 次随汤药冲服。服药时间须在饭后 0.5 ~ 1 小时，不可空腹服用。3 个月为 1 个大疗程，20 天为一个小疗程，每 1 个小疗程间隔 5 ~ 10 天。

40 例患者均在服用复痿汤前和服复痿汤后 3 个月（1 个大疗程）各做 1 次心电图检查。

3. 心电图疗效评定标准

（1）正常：服药后心电图完全恢复正常；

（2）好转：服药后心电图部分导联恢复正常；

（3）无变化：服药前后心电图完全相同；

（4）恶化：服药后心电图更为不正常，如出现新的心律失常、传导阻滞、ST-T 改变等。

4．结果

40 例治疗前后心电图变化情况见表 1 ~ 表 3。

表1 14例不正常心电图服药前后比较

服药前 ECG 改变	例数	服药后 ECG （例）			
		正常	好转	无变化	恶化
Q 波异常，指 Q 波 ≥ 0.03 或 > 1/4R	5	0	0	5	0
右房肥大右室肥厚	1	0	0	1	
ST-T 改变	3	2	0	1	0
室性期前收缩	2	2	0	0	0
短 P-R 综合征	2	0	0	2	0
心电轴左偏 -30	1	1	0	0	0

表1 提示：服药前 14 例不正常心电图中，服药后恢复正常 5 例，占 35.8%；无变化 9 例，占 64.2%。

表2 12例可疑心电图服药前后比较

服药前 ECG 改变	例数	服药后 ECG (LI 例)			
		正常	好转	无变化	恶化
左室高电压	3	1	2	0	0
V1 呈 RsR′s′ 型 或 rR′s′ 型	3	0	0	3	0
V1 呈 rSr′ 型 或 Rs r′	2	0	0	2	0
右室电压改变指（ V1R/S>2.5)	4	1	0	3	0

表2 提示：服药前 12 例可疑心电图中，服药后 2 例恢复正常，占 16.75；2 例好转，占 16.7%；8 例无变化，占 66.6%。

表3 14例大致正常心电图服药前后比较

		服药后 ECG (L 例)			
		正常	好转	无变化	恶化
窦性心动过速	7	6	0	1	0

续表

	服药后	ECG	（L 例）	
	正常	好转	无变化	恶化
右室电压改变 V1R/S1.5~2.5	7 1	0	6	0

表 3 提示：服药前 14 例大致正常心电图中，服药后 7 例正常，占 50%；7 例无变化，占 50%。

以上结果说明，在本组 40 例中，服复痿汤后心电图恢复正常 14 例，占 35%；好转 2 例，占 5%；总有效率 40%，无 1 例恶化。

5. 讨论

进行性肌营养不良症是一种原发于肌肉的遗传性疾病，除骨骼肌意外，半数以上可伴有心脏损害。但有关心电图改变的报道尚少。笔者治疗观察 75 例本病患者中，有心电图改变者 40 例，占 53.3%，包括 Q 波异常，心律失常，传导阻滞，心肌肥厚，ST-T 改变，其中 Q 波异常往往与 Q 波的导联也愈多。

本组 40 例有心电图改变的病例中，服药前窦性心动过速，ST-T 改变，室性期前收缩，左心室高电压及部分右室电压改变等 5 例。经复痿汤治疗后，14 例恢复为正常心电图，占 58%；2 例好转，占 8%；总有效率为 66%。这说明复痿汤能改变心肌的供血状况，增强心肌的收缩力，与其益气养血，活血通络的功效密切相关。

服药前有 Q 波异常，心房肥大，心室肥厚，V_1 导联呈 RsR′s′、rs Rs′ 型或 rSr 型、Rsr 型、短 P-R 综合征等 16 例，经服复痿汤治疗后，均无心电图变化。主要原因是上述心电图改变是由心肌纤维坏死，萎缩、变性，结缔组织增生等病理改变，以及心脏存在先天性传导途径异常所致。

复痿汤中马钱子是治疗本症的主要药物，它具有兴奋脊髓反射机能，强筋壮肌的作用。《本草原始》载："味苦，寒，大毒"。服用过量引起肢体颤动，惊厥等中毒症状。本组病例服用复痿汤时，是采用制马钱子粉适量，成人 0.6 克，儿童 0.3 克，3 岁以下从 0.15 克开始，1 个疗程后酌情加重，均未出现毒性反应，心电图未见恶心变化。

刘群立　沙海汶　北京中医药大学东直门医院

北京中医药大学学报 1994 年 17 卷 3 期　P 57-58

定痛汤治疗小儿复发性腹痛 24 例

小儿复发性腹痛是一种植物神经功能失调性疾病。主要症状是脐周围不定时疼痛，1 天数次或数天 1 次，可以连续数月或数年反复出现，疼痛没有规律，持续几分钟后自行停止，按压腹痛减轻而有舒服的感觉，且局部柔软无异常。它属于中医虚寒性腹痛的范畴，临床上颇为多见，发病率较高。近年来笔者用定痛汤治疗 24 例，止痛效果满意，现介绍如下：

1. **临床资料**，本组 24 例病儿均是门诊病人。其中男性 10 例，女性 14 例，年龄：3 ~ 6 岁 10 例，6 ~ 10 岁 11 例，10 岁以上 3 例。病程：2 天 ~ 2 个月 12 例，2 个月以上 ~ 10 年 12 例。

2. **发作病史**。①每次发作持续时间多不长，从数分钟至 10 分钟，时痛时止。②腹痛程度轻重不等，部位在胃下脐周围。发作间歇时全腹柔软未见异常。③排除外科急腹症者。

3. **治疗方法与结果**：定痛汤（经验方）药物组成如下：饴糖 30 克（分冲），桂枝 9 克，白芍 18 克，炙甘草 6 克，生姜 10 克，大枣 10 枚，川椒 10 克，乌梅 10 克，使君子 10 克，苦楝根皮 6 克，焦三仙各 10 克，香稻芽 10 克。服法：每日 1 剂，煎 2 次，每次煎 30 分钟，入水 200ml，煎成 50ml，用 50ml 热药水冲饴糖 15 克，拌匀后服下，上下午各 1 次。

此方温中补虚，缓急止痛，除能治虚寒性腹痛外，对蛔虫、蛲虫所致腹痛也有较好的效果。疗效评定：治愈：服药 7 ~ 14 剂，腹痛消失，1 年以内未复发；显效：服药 7 ~ 14 剂，腹痛消失，1 年内有 1 次复发，无效：服药 7 ~ 14 剂，腹痛不减轻。

治疗结果：治愈 15 例，显效 9 例。

4. **验案举例**

朱某，男性，5 岁，初诊日期：1994 年 4 月 4 日。腹痛 1 周，脐周围，痛时剧烈，阵阵发作，时而缓解，怕冷肢寒，纳食欠佳，面色萎黄，喜按喜热食，大便可，溲微黄，舌苔薄白，脉弦缓。查腹部柔软，腹部有轻微压痛，余未见异常。诊断：腹痛待查，肠痉挛。中医辨证为虚寒腹痛，方用定痛汤：川椒 10 克，乌梅 10 克，桂枝 6 克，白芍 18 克，生姜 10 克，大枣 10 枚，饴糖 30 克（分冲），炙甘草 6 克，使君子 6 克，苦楝根 6 克，焦三仙各 10 克，香稻芽 10 克。7 付，水煎服。4 月 11 日二诊，服药 1 剂后腹痛剧烈，怕冷显著好转，7 剂后，则腹痛消失，精神好，饮食增加，二便调，原方又服 7 剂，以巩固其效。1 年后追访腹痛未犯。

5. **体会**：小儿复发性腹痛是一种植物神经功能失调性疾病。以 10 岁以前儿童多见，发病率高，门诊频频可见。中医认为脾胃薄弱，经脉未盛，易为内外因素所干扰，特别是感受寒邪，搏结肠间，胃脘聚而不散，寒主收引，寒凝气滞，气血壅塞不畅，经脉痹阻不通，导致腹痛。小儿生活不能自理，冷暖不知自调，喜食生冷瓜果，或睡觉踢被子，以致脘腹受风寒之侵，或足心受风吹，故易发生脐周围痉挛性腹痛。所以用温中补虚，缓急止痛的定痛汤治疗，效果满意。

沙海汶　沙力

中医杂志 1995 年第 9 期 P556

沙海汶老师治小儿盗汗经验简介

关键词：当归六黄汤；盗汗证；小儿

我科沙海汶教授从事中医药治疗小儿盗汗证的临床研究多年，积累了丰富的经验，尤其对当归六黄汤加味治疗小儿盗汗深有体会。他认为，本方不仅针对血虚、阴虚阳亢以及大病之后气阴两伤之盗汗而设，而且对于诸如三焦郁火、湿热郁蒸之实证所致盗汗者，只要灵活加减配伍，同样可收捷效。兹援引一则典型病案加以探讨之：

患儿罗某，男，12 岁，1980 年 6 月 13 日就诊。发烧 4 天，昼轻暮重，体温达 39℃以上，盗汗如洗，枕巾衣被均湿透。起则头晕恶心，纳差肠鸣，小溲略黄。检查：急性热病面容，面色红润，口唇焦红，舌质红，苔黄腻，脉象濡数。咽充血明显，扁桃体 Ⅱ°～Ⅲ° 肿大，有大量脓性分泌物。心肺（－）。血白细胞 11×10^9／L，N 0.54，L 0.42，M 0.04。诊断为烂乳蛾，证属风热时邪，上攻咽喉，热蒸阴伤则汗泄。治宜养阴解毒，佐以利咽，方用当归六黄汤加味。当归 10g、生黄芪 10g、生地 10g、熟地 10g、黄芩 10g、黄连 3g、黄柏 10g、生石膏 30g（先下）、桔梗 6g、生甘草 3g、板蓝根 15g、锦灯笼 10g。服药 3 剂后热退身凉，头晕恶心已止，夜间盗汗明显减轻，枕巾衣服不湿。查：咽（－），血白细胞 6.4×10^9／L，N 0.06，L 0.35，E 0.02，M 0.03。因仍偶尔出汗，纳差，原方再服 3 剂，病即痊愈。

众所周知，阳虚自汗，阴虚盗汗，这是一般规律。但盗汗并非均是虚证所致。《小儿药证直诀》云："盗汗未必皆是虚证，阳热太旺者亦有之，亦可用当归六黄汤,苦寒泄降,借黄芪走表之功,使苦药达于表而阳潜则汗自止。"明代张景岳在继承前人的基础上,对汗证的阐述更为详尽,他指出:"以自汗、盗汗亦各有阴阳之证,不得谓自汗必属阳虚,盗汗必属阴虚也。"张氏认为,汗液之排泄,其根本在于阴中之营气,而其启闭则由乎阳中之卫气,故治汗证必先明察其营卫之盛衰,而平调其阴阳之违和。该例患儿诊断为烂乳蛾,症见头晕恶心,盗汗如洗,衣被均湿,面赤唇红,乳蛾红肿,覆盖脓液,舌质红,苔薄黄腻,脉濡数,属风热、湿热夹杂,表里相合的阳热太旺所致的热迫汗泄,依上理应用当归六黄汤加味而立竿见影,盗汗痊愈,这说明沙老师临证能细察盗汗之病机、熟谙当归六黄之妙用,心得独具也。

当归六黄汤出自《兰室密藏》,方虽由黄芪、当归、生地、熟地、黄芩、黄连、黄柏7味组成,然其配伍大有奥妙,方中当归、生地、熟地养血滋阴,使阴液得养;用黄芩泻上焦之火,黄连泻中焦之火,黄柏泻下焦之火令火得平复;生黄芪味甘而薄,味薄则补气,一以收甘温降热之效,一以奏生血退热之功,其益气固表、实卫止汗更为在本方中之建树。是故当归配二地于益血中凉血;三黄得二地虽苦泄而不伤阴,又能涵归芪之温;二地得归芪,滋腻而不凝滞,且能抑三黄苦寒;黄芪得三黄于补气中清气。全方寒热并用,清补并行,因而补虚得力,火邪得灭,汗证自止矣。

沙老师临证用当归六黄汤治小儿盗汗证,以盗汗、夜啼、烦躁、纳差、夜寐不安、溲赤、便干、苔薄黄、脉细数为主症。临床处方常用量为:当归、生地、熟地各10g,黄芩9g,黄连3g,黄柏6g,生黄芪15g。至于加减变化,兼厌食者加焦三仙、香稻芽、鸡内金,动则汗出者加浮小麦、麻黄根、生龙牡、防风、白术,舌红少苔者加白芍、地骨皮,湿热余邪未清者加银柴胡、茵陈、甘草等,亦属经验之谈。

北京中医药大学东直门医院儿科 解英 指导:沙海汶
北京中医药大学学报 1995 年第 18 卷第 2 期 P58

百日咳综合征的中医治疗

百日咳综合征这个病名是十几年前提出来的。它是一种临床上难与百日咳区分的症候群。其病因病机,目前还未得出结论。

百日咳综合征临床特点是什么?它具有阵发性痉挛性咳嗽,朝轻暮重,咳嗽时间较长，大约 1 个月左右，一般治疗咳嗽药物效果不佳，患儿咳后呕吐痰涎及食奶，肺部听诊无特殊异常，血象白细胞不高，无鸡鸣音。

百日咳综合征有痉咳表现，其病因病机关键是痰浊久恋，化热化火，痰火胶结，阻塞气道，刑金则咳，犯胃则呕，痰火相结，粘而难出，则连声痉咳不已。

其治宜泻肺镇咳，清热涤痰，逐瘀畅气。

其方用千金苇茎汤加味

药物：鲜苇茎 30 克，清泻肺热而止呕；为治肺要药，薏苡仁 10 克，清热利湿止咳，桃仁 6 克，活血逐瘀行滞，以泄血分结热；冬瓜皮 10 克，祛痰热除烦；苏子 10 克，葶苈子 3 克，菊花 10 克，镇痉祛风平肝，车前子 10 克（布包），炙枇杷叶 10 克，用于镇咳退肿；百部 10 克，能抑制病菌，又有止咳作用，黄芩 10 克，清解肺热。故临床疗效较好。同时服用鹭鸶咳丸，每日 2 次，每次 1 丸。

本人用此方治愈百日咳综合征病儿 30 余例，现举 1 例，男性，11 岁半，初诊日期：1993 年 11 月 18 日，患儿 1 个多月来咳嗽，夜间加剧。呈阵发性，痉挛性咳嗽，咳后呕吐痰涎食物后咳嗽停止。但无鸡鸣音，曾服过中西药无效，苔薄黄质红，脉象弦。心肺（－），咽红，扁桃体无分泌物，白细胞 $10 \times 10^9/ L$，N60%，L40%。中医诊断：顿咳，西医诊断：百日咳综合征。仅服用千金苇茎汤，药物同上，6 付。二诊：11 月 24 日服药后痉挛性咳嗽明显减轻，夜间加剧已除，呕吐已止。效不更方，原方再服 7 剂，配合鹭鸶咳丸，日 2 次，每次 1 丸，而痊愈。

我行医 31 年，对百日咳综合征有一定认识，临床上诊断百日咳，证据不足，而有痉咳缺乏鸡鸣声，白细胞总数不高或偏高，而淋巴细胞在 50% 以上，达不到 60% 以上者。还有一种，患儿得过百日咳已经痊愈，在一段时间内，患者因感冒咳嗽而百日咳的典型阵发性痉挛性咳嗽症状又出现了，虽然不是百日咳复发，而是百日咳遗留下的大脑皮层的兴奋性痕迹作怪，这也是百日咳综合征。见上述两种咳嗽，均可用千金苇茎汤治疗，均收获较好效果。

中国医学文摘内科学 5 册

东直门医院 1997 年第 14 期 P108-109

马钱复痿冲剂治疗进行性肌营养不良临床实验

进行性肌营养不良是遗传性骨骼肌原发性退行性变性疾病，具有家族史。目前医学界尚无特殊疗法。1987年12月～1990年10月我院儿科病房共收治了104例该病患者，采用内服马钱复痿冲剂辅以功能锻炼的治疗方法取得了一定的近期疗效，现将具体观察结果报告如下。

一、临床资料

病例选择按《实用儿科学》统一标准。①临床症状：四肢无力，鸭步，易摔跤，登梯困难。Gower 氏征（＋）即特殊起立姿势，假性肥大、挛缩现象、瘫痪。②谷丙转氨酶、谷草转氨酶、乳酸脱氢酶、肌酸磷酸激酶升高（美国动力学方法），表面抗原阴性。③肌电图符合肌原性损害。④肌肉活检肌纤维肿胀或萎缩，变性大量脂肪和结缔组织增生。⑤部分病人做过基因缺失检查。

二、一般资料

本组104例中男性101例，占97%；女性3例，占3%。四岁以下2例，占2%；4～7岁28例，占27%；8～12岁49例，占47%；13～15岁64例，占61.5%；16～27岁11例，占10%。其中学龄前期和学龄期儿童占总数的89%，病程最短者1个月，最长者13年。有家族史者27人，占26%；无家族史者77例，占74%；不能站立不能不能行走者19例，占18％；行走时足后跟不能着地者47例，占45%；有腓肠肌肥大者97例，占93％。西医分型：假性肥大型97例，占93％；肢带型7例，占7%；活检符合者84例，占80%。制马钱子粉（每日用量）0.3克，3例，占3%，制马钱子粉（每日用量）0.6克，10例占97%。肌电图检查符合者97例占94%；基因缺失者33例占31%。

三、治疗方法

1. 治疗组：四肢无力以下肢为重，初发病时，蹲下起立困难，逐渐步态不稳或呈鸭步，易摔跤，登梯困难，腿肚增粗发硬，面色萎黄，形体消瘦，胃纳减退，晚期有肌肉萎缩或足不任地，四肢不温，肘膝关节以下尤甚，甚则肢体拘挛不伸，舌淡苔白，脉象沉细无力。治法：健脾补肾，益气养血，活血通络，强壮腰膝。方药用马钱复痿冲剂（黄芪、炙甘草、当归，熟地，制马钱子粉等）。服法：第一个月，每次一袋，日3次，饭后半小时，温开水冲服（不可空腹服用，否则反会有肌无力感）。疗程：20天为1个疗程，两个疗程之间停10天。第2个月酌情加量或遵医嘱，3个月为1大疗程。

2. **对照组**：因目前国内外西药尚无有肯定疗效的药物，故只用自身对照。外院曾用过强的松，维生素E，三磷酸腺苷，灵芝片，别嘌呤，联苯双胍，肌生注射液，苦苛糖加胰岛素，复肌宁，加味金刚丸剂中药汤剂等。服药时间在3月～1年者记入对照组，本组共85例。

四、治疗结果

1. **疗效标准**：据中国医学科学院药物研究所评定"731"、"741"时所定标准加以完善（中华神经精神科杂志 1979:242）。

（1）症状改善：四肢有力，鸭步减轻，摔跤减少，能站立及行走，足跟已着地，假性肥大缩小，挛缩消失或减轻。其中具有5～7项者为显效。具有3～4项者为有效，改善或好转者在2项以下或无变化者为无效。

（2）肢体功能测定：走路、下蹲、爬梯、举物、握力5项。显效为4项有进步；有效为3～4项有进步；无效为无变化或者进步不足2项者。

（3）生化检查：CPK, LDH, SGOT, SGDT4项。显效为3～4项有下降；有效为2～3项下有降；无效为4项中下降不明显，甚至于提高，或仅1项。

（4）肌容量：显效为上下肢体均有增加；有效为上肢或下肢有增加；无效为上下肢均无增加或反而减少。

（5）综合疗效评定：症状及体征，肢体功能锻炼，血生化，肌容量4项。显效为3～4项均有改善者；有效为2～3项改善者；无效为无1项改变者。

2. **治疗结果**：按综合疗效评定标准，治疗组显效者47例，占45%；有效者46例，占44%；无效者11例，占11%；总用效率为89%。自身对照组有效4例，占5%。治疗组与自身对照组经卡方两组间总有效率有显著性差异，P值<0.01，总有效率X=128.97。104例患者中疗程最短的25天，最长77天。

3. **远期疗效观察**：1990年2月对75例患者进行了长期疗效追访，患者或家长回信共48例，向好的方向发展的8例，控制病情者15例，两者共23例，占30.6%。

五、疗效分析

1. **症状改善情况**：104例经过治疗四肢无力得到改善，鸭步减轻，摔跤减少者 100 例,占 94%。治疗前不能站立行走的 19 例,经过治疗后,夹板固定后能独立站立、行走的 10 例,占 52%。足后跟不着地的 47 例,治疗后足后跟已着地的 30 例,占 63%。治疗前有肢体挛缩现象者 30 例,治疗后 4 例消失,占 13%;12 例减轻,占 40%。治疗前腓肠肌假性肥大者 87 例,治疗后腓肠肌最大周径较前缩小的 30 例,占 34%;其中双侧缩小 14 例,占 16%;单侧缩小 30 例,占 34%。治疗前腓肠肌发硬者 83 例,治疗后腓肠肌变软的 50 例,占 60%。

2. 肢体功能改善情况:治疗前后分别测定单位时间内行走距离,上楼梯、蹲立次数,举物次数、握力 5 项结果表明:参加行走测试的 90 例中,行走距离增加的 77 例,占 86%;参加蹲立测试的 53 例,有 51 例次数增加,占 94%;参加上楼梯测试的 68 例中,有 64 例上楼梯次数增加。占 94%;参加举物测试的 85 例中,有 67 例举物次数增加,占 79%;参加握力测试的 93 例,有 64 例增加,占 69%。

3. 血生化测定结果:治疗前后分别测定心肌酶谱。接受 SGOT 测定者 89 例,治疗后有 64 例有下降,占 71%;接受 SGDT 测定者 86 例,治疗后有 51 例下降,占 59%;接受 LDH 测定者 97 例,治疗后有 60 例下降,占 65%。统计学处理,P 值均 <0.05,有显著差异性。

4. 心电图改变:对 75 例患者做心电图检查前后分析结果有效率为 41.3%。

5. 肌容量增加情况:治疗前后分别对 104 例患者鹰嘴上 5～10 及腓骨小头上 cm10～20cm 进行肌容量测定分析,结果表明,治疗后左右下降分别为 5% 和 29%。

6. 肌电图改变:本组 61 例(119 块胫前)治疗后肌电图中动作电位之时值恢复到正常值的 8 块(6.7%)。本组治疗后动作电位之平均电压(波幅)有增高,P<0.001,有非常显著之差异。

7. 肌肉活检:对 104 例病人肌肉活检做了光镜,电镜形态观察,明确诊断,同时对其中 3 人做了第 2 次活检,结果表明,病变无明显恶化表现,处于停止发展情况,无明显进展。

六、讨论

进行性肌营养不良症是以渐进性肌肉无力和萎缩为主要表现,常无关节,肌肉疼痛感觉,属于中医痿证范畴。我们认为,本病辨证除中医痿证之外,还与中医儿科学中的五迟五软相似，特别是行迟立迟手软足软肌肉软更为符合。所以本病属于先天胎禀不足，后天失调以至五脏虚损形成痿证，但辨证时应与脾肾两脏关系最为密切。故拟以健脾补肾，益气养血，活血通络，强壮腰膝的马钱复痿汤冲剂进行治疗，有一定的近期治疗效果。

马钱复痿冲剂的黄芪、炙甘草等药，有健脾益气，提高人体免疫功能，使人体健壮，脾强能运化精微，胃强能腐熟水谷，四肢肌肉得其濡养故四肢肌肉有力。鸭步减轻，摔跤减少；当归等药，养血活血，使人气血足，血流通畅，人体得养；熟地等药补肾填髓，壮骨通络，强壮腰膝。是人之肾阴肾阳充实，故筋骨自强，腰膝自壮，故能站立，能行走；制马钱子粉具有提高骨肌紧张度作用，从而能够改变进行性肌营养不良症的四肢无力状态。本品与大剂补益之品同时用之，益气活血通络，补肾补脾强腰可以相得益彰。因此全方既补先天又补后天，既补气又养血，既活血又通络。脾是后天生化之源，肾为先天，为生命之根，故脾肾两强气血两旺，所以临床上有较好效果。马钱复痿冲剂临床应用中应注意事项：

（1）服药后初感发热，汗出、头晕属正常现象。1～2小时后即止。

（2）患者对马钱子粉的耐受性很强，一般不会中毒，只要用量、服法得当，不但不会中毒，反而有捷效。初期用量不可过大，成人克用 0.6 克，儿童用 0.3 克为宜。3 岁以下可以从 0.15 克开始，一个疗程后可酌情加量或遵医嘱。

（3）患者如出现恶寒发热，咳嗽喘时停用本药。

（4）患者如有湿热证，大便干燥，小溲黄，苔黄腻，脉洪大停用此药。

沙海汶　曹春林　赵凤志　黄黎　宋崇顺　李素卿　刘新槐　王以慈

（指导　王永炎　刘弼臣）

中国医药学报 1997 年第 12 卷第 2 期 P55-56

61 例进行性肌营养不良症患者经服马钱复痿冲剂后肌电图的变化

北京中医学院附属东直门医院　沙海汶　杨丽影　霍爱荣　吴德荣
中国中医研究院骨伤科研究所　田德浩　王以慈　李文荣　赵卫东　李静

我们两院自 1986 年 3 月至 1990 年 11 月的四年零八个月中，对临床诊断为进行性肌营养不良症 61 例（119 块肌肉）服用北京中医学院东直门医院儿科沙海汶副教授多年研制治疗进行性肌营养不良症的中成药马钱复痿冲剂做了治疗前后肌电图的对比研究。其中男性 58 例，女性 3 例。最小年龄 3 岁，最大的年龄 27 岁。我们两院之机电图室的统一操作方法对 119 块胫前肌用各自的丹麦产 1500 型 CIV 迪沙（DISA）肌电图仪，置于铜质屏蔽室内，以同心圆针电极检查，室温控制在 22 ~ 24℃之间。兹将治疗前后肌电图改变归纳如下。

表 1　61 例进行性肌营养不良症患者 119 块肌肉

肌电图自发电位治疗前后对比表

自发电位	治疗后变化	自发电位改变（+）数
纤颤	治疗后较治疗前（+）增加数	42 个
	治疗后较治疗前（+）减少数	33 个
束颤	治疗后较治疗前（+）增加数	1 个
	治疗后较治疗前（+）减少数	3 个
正相	治疗后较治疗前（+）增加数	33 个
	治疗后较治疗前（+）减少数	27 个

注：自发电位于治后（+）减少提示肌电图有改善趋势，（+）增加则为恶化趋势。

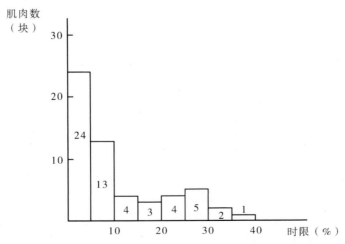

图 1　治后动作电位时限延长者肌肉块数直方图

表2 61例（119块肌肉）本病肌电图于治后复查动作电位时恒变化表

治后时值延长百分率	肌肉数（块）	治后时值缩短百分率	肌肉数（块）	治后时值无变化肌肉数（块）
1%–5%	24	1%–5%	22	
6%–10%	13	6–10	19	
11%–15%	4	11–15	12	
16%–30%	3	16–20	4	
21%–25%	4			
26%–30%	5			
31%–35%	2			
36%–40%	1			
总　计	56（47.1%）		57（47.9%）	6（5.0%）

注：1. 治后动作电位时值有延长提示肌电图有改善，时值缩短提示肌电图恶化趋向

　　2. 治后时值有延长之56块肌肉中有8（6.7%）块肌肉恢复至正常值范围。

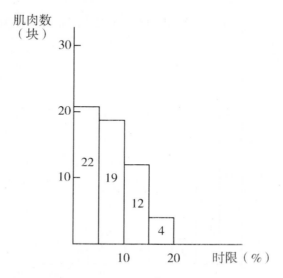

图2 治后动作电位时限缩短者肌肉块数直方图

表3 治后动作电位平均电压升高者肌肉块数分布情况表

平均电压（μV）升高值	肌肉数（块）
1−20	14
21−40	10
41−60	8
61−80	7
81−100	6
101−120	10
121−140	3
141−160	2
161−180	2
181−200	3
201−220	0
221−240	1
> 241	4
总　计	70（58.8%）

注：动作电位平均电压于治后复查有升高提示肌病之肌电图有改善趋势

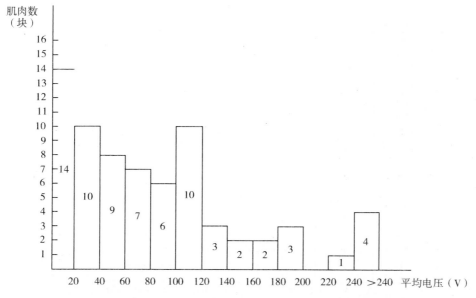

图3 治后动作电位平均电压升高之肌肉块数分布情况直方图

表4　治后动作电位平均电压降低者肌肉块数分布情况表

平均电压降低值（μV）	肌肉数（块）
1–20	17
21–40	13
41–60	5
61–80	4
81–100	2
101–120	2
121–140	4
141–160	0
161–180	1
181–200	1
总　计	49（41.2%）

注：平均电压降低提示治后肌病之肌电图有恶化趋向。

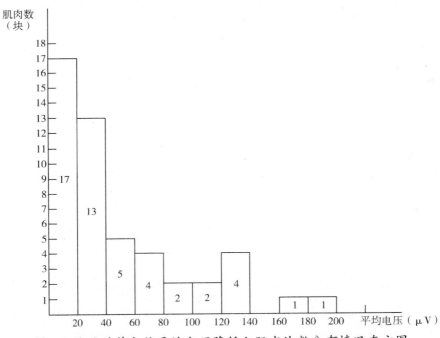

图4　治后动作电位平均电压降低之肌肉块数分布情况直方图

表5　治后大力收缩时期峰电压（μV）变化表

治后峰值电压升高值（μV）	肌肉数（块）	治后峰值电压降低值（μV）	肌肉数（块）	治后峰值电压无变化者	肌肉数（块）
1–100	16	1–100	30		
101–200	13	101–200	12		
201–300	6	201–300	5	0μV	24
301–400	4	301–400	2		
401–500	1	401–500	1		
> 501	1	> 501	3		
总　计	42（35.3%）		53（44.5%）		24（20.2%）

注：理论上讲，大力收缩时峰值电压升高为改善，降低为恶化趋向，但此指标受患者之主观因素较大，故仅供参考。

表6　治后减去治前动作电位平均电压及大力收缩时
峰值电压之 t 检验

	治后减去治前动作电位平均电压差值之 t 检验	治后减去治前大力收缩时峰值电压差值之 t 检验
N（块肌肉数）	119	119
X（均差）	30.3277	–11.1176
SX（标准差）	95.4199	206.103
δX	95.0182	205.2353
ΣX^2	1183839	5027169
ΣX	3609	–1323
t	3.4672	–0.5884
p	< 0.001	> 0.90
意　义	有非常显著差异	无显著差异

此外大力收缩时，于治疗后，由其他时相恢复至干扰相者（正常人为干扰相）计24块肌肉提示此24块肌肉有肌电图有恢复。

讨论

自表1可见此119块胫前肌肌电图治疗后自发电位有增有减。纤颤：于治后较治前增加42个（+），减少33个。束颤：增加1个（+），减少3个（+）。正相：增加33个，减少27个。（+）的减少提示肌电图有改善，增加多为恶化趋向。

小力收缩（或称轻收缩）时肌病之运动动作电位（以下简称动作电位）的时限缩短，其表达方式为缩短百分之几，治后若有延长则提示肌电图有恢复。本组时值恢复至正常值范围者8块肌肉占6.7%。时值有不同程度之延长者计56块（47.1%），时值缩短者57块（47.8%），时值无变化者6块（5.0%）（见表2及图1.2）。

本组119块肌肉于轻收缩时动作电位之平均电压（即波幅）有明显升高，表3及图3中示升高之幅度及肌肉块数分布情况，升高者70块肌肉（占58.8%），降低者（见表4及图4）。治后减去治前动作电压之平均电压总值之t检验（见表6）$p < 0.001$，说明治后动作电位之平均电位的升高有非常显著差异。肌病之肌电图动作电位不但时限缩短，往往波幅（M平均电位示意）亦小，本组患儿于治后动作电位之波幅有70块肌肉（占58.8%）有明显之升高。提示肌电图恢复情况。

大力收缩时之时相恢复至干扰相者有24块肌肉（占20.2%）。大力收缩时峰值电位有升有降。有24块（20.2%）无变化，经t检验（见表6），无显著差异。由于此指标受主观因素较大，尤其是儿童，故仅作参考。

本组中动作电位之时限由缩短至正常值者8块（7位患儿）之临床疗效分别为显效者2人，有效者3人，其余2人失去临床随访记录。故从此角度上看肌电图之改善与临床疗效有平行关系，由于例数尚少，有待今后补充之。

小 结

1. 本组61例（119块胫前肌）进行性肌营养不良症患儿之肌电图，于治疗前均有此肌病之典型改变。经平均服马钱复痿冲剂7个月后，其肌电图之变化总结于上。

2.本组 119 块肌肉治后肌电图中，动作电位之时值恢复至正常值 8 块（6.7%）
（注：此文系科研项目研究实验报告，未曾在相关刊物上登载。系首次发表。）

进行性肌营养不良症的防治

一、进行性肌营养不良症的分型及症状

进行性肌营养不良症是以全身肌肉组织原发性变性为主的一组遗传性进行性
家族性疾病。本病以肌肉进行性萎缩和无力为临床特性。

主要分为 6 型：

1. 杜兴氏肌营养不良症（DMD）

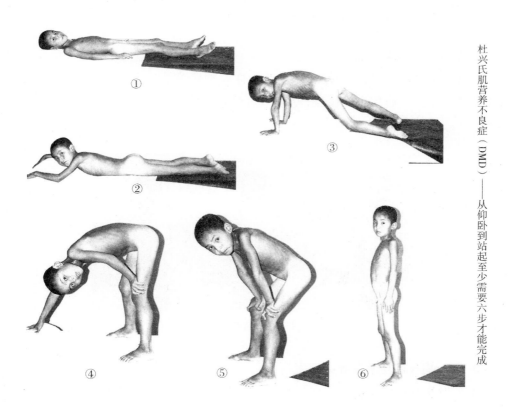

杜兴氏肌营养不良症（DMD）——从仰卧到站起至少需要六步才能完成

本型最为多见，一般在 2～6 岁间发病，病程缓慢。疾病初期出现某些肌群
的假性肥大，小腿、肩臂处肌肉多为粗大发硬，在肌肥大的同时，往往其他部位肌
肉出现萎缩现象。肌萎缩为进行性，患儿机体不断衰弱，能活至青春期以后者不

多见。临床上以其步态不稳、特殊的起立姿势以及肌肉萎缩与假性肥大形成鲜明对照为主要特征。

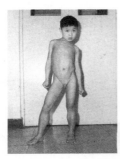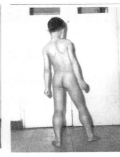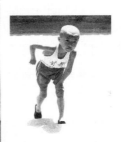

杜兴氏肌营养不良症（DMD）

2. 肢带型肌营养不良症

本型大都在青春期开始发病。以对称性肩胛肌萎缩无力为主要特征，少数患儿有假性肥大，病程进展缓慢，患者肩胛骨呈翼状位置，上肢不易高举至头部以上。

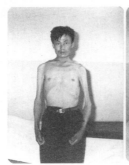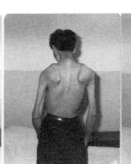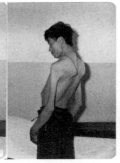

肢带型肌营养不良

3. 面－肩－肱型肌营养不良症

本型发病开始大都在幼儿期，有的在 2 岁以前发病。病变先见于颜面肌，特别是口周围肌肉及眼周围肌肉。表现为颜面无表情，进行闭眼、抬眉、皱额、鼓腮诸动作均有困难，形成"肌肉面容"。肌萎缩顺序由上向下开始，先上肢，后骨盆及下肢肌群。此型也可见于成年人，多不影响寿命。

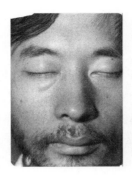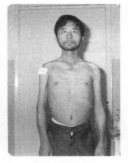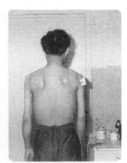

面-肩-肱型肌营养不良症

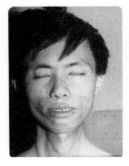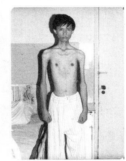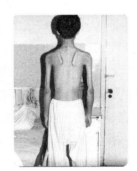

4. 儿童肌营养不良症

本型又称单纯性遗传性萎缩型，临床症状类似于假性肥大型，但症状轻，无假性肥大。发病年龄多在 5 ～ 10 岁，病程缓慢，可存活至 40 ～ 50 岁。

5. 眼肌型肌营养不良症

本型在任何年龄均可发病，其首先症状一般为眼睑下垂。随病情的进展，眼外肌受累，随之影响全部眼外肌，甚至出现眼球固定。若为一侧受累可伴有复视，还可伴面肌、眼周围肌、咀嚼肌和肩胛肌力弱、萎缩及各种神经系统的症状和发育迟缓等表现。本型病程进展缓慢，并可在不同阶段停止发展。

6. 眼咽型肌营养不良症

本型是罕见型，特点有明显的遗传家族史，发病年龄晚，常在 40 岁以上发病。症状除有眼肌型症状外加上有吞咽困难。常在病后 20 年因严重吞咽障碍，饥饿衰竭死亡。

进行性肌营养不良患儿大多数血清肌酸磷酸激酶活力明显增高，谷丙转氨酶、谷草转氨酶及乳酸脱氢酶亦有增高，注意不要误诊为肝炎。另外，肌电图、肌活体组织检查均为必查项目，心电图检查可帮助医生了解患儿心肌受累情况。

二、进行性肌营养不良症的治疗

目前临床对此病的治疗方法主要是对症治疗即支持疗法为主。

疾病的早期，患儿就应进行力所能及的各种体育活动，以维持肢体的功能，尽可能延缓肌肉挛缩。已发生挛缩者，可采用各种矫正措施，包括跟腱的延长或切断术。卧床不起者应继续进行各种关节部位的被动运动和按摩，加强营养，防止发生并发症。有呼吸肌无力或心肌损害者，应避免使用对呼吸或心脏有损害的药物，如巴比妥类、琥珀胆碱类以及氟烷类等。临床治疗可使用加兰他敏、盐酸呋喃硫胺、苯丙酸诺龙、三磷酸腺苷以及维生素 E、别螺、葡萄糖—胰岛素等药物，但均未证实可阻止病情的发展。

进行性肌营养不良症属于中医的痿证范畴。疾病初期阶段的治法为补脾培肾，益气壮骨，可用四君子汤和六味地黄汤加减治之。晚期阶段的治法为助阳填髓，健脾益气，强壮腰膝，可用虎潜丸加附子、干姜、肉桂等回阳救逆。本人多年来在治疗本病中摸索出一套采用内服复痿汤或复痿冲剂为主，配合力所能及、行之有效的肢体功能锻炼的治疗方法，有效率89%。

治疗此病需要坚持数年，患者和家长要有坚韧不拔的精神。本病的治疗效果，往往与家属是否密切配合有关。家长要经常按摩患儿的肩髃、曲池、外关、合谷、髀关、三阴交等穴为。按摩的方法是按，揉，掐，拿点。每天 1～2 次，每次20～30分钟。如果家长不懂穴位，也没关系，可以经常揉搓患儿身体，使其肌肉放松，减轻疲劳感。进行性肌营养不良症患儿不宜用针刺治疗，因为肌肉萎缩后扎针，反而会使肌体软弱无力。

三、进行性肌营养不良症的护理与调养

患儿在本病早期尚能走路，但易跌跤造成外伤，故家长应尽量防止患儿摔跤。如果患儿出现骨折，家长可以给孩子戴上护膝或做些护膝棉垫，以避免其跌跤后造成外伤。患儿行动不便时，家长仍需鼓励其适当活动，不宜久卧床上，但是，上下床应有人帮助。另外，尽量不要叫患儿蹲下拾东西。

本病晚期患儿已卧床不起时，家长应根据肢体挛缩的轻重，定期对患儿进行压腿锻炼，矫正膝关节的挛缩，逐渐使下肢伸直为宜。应按时帮助患儿翻身，勤换衣服、被褥，床铺要柔软舒适，以防止发生褥疮。对患儿骨骼隆起受压处，可用湿热毛巾擦洗，再用红花、酒精按摩，并垫上海绵垫或棉垫。皮肤干燥者，可涂润

滑油。

患儿的饮食可以和正常孩子一样，但要注意不宜过量并禁食各种肥肉。避免身体肥胖，加重心脏负担，加重病情。患儿应该多吃蛋白少吃脂肪。发病初期以脾虚为主，故饮食应以调养脾胃为主，可服用小米、玉米、蚕豆、山药、鸭肉、鹅肉等。疾病晚期以肾虚为主，故应以补肾强壮为主，如服食马肉、栗子粥、韭菜粥、羊肉汁粥、蜂乳、牛骨髓等。

家庭中医药 1998 年 7 月第 4 期 P8

从马钱子味苦性温谈起

1995 年版《中国药典》将马钱子的性味由原来的苦寒改为味苦性温。这个性温二字改得好，符合临床运用的的实际。笔者综合诸家意见和本人临床运用此药近 20 年的体会，从以下几个方面再论该药味虽苦性非寒，而应是味苦性温。

1. 药物性能

药物的寒热温凉是从药物作用于机体所发生的反应概括出来的，是与所治疾病的寒性热性相对而言。凡能减轻或消除热证的药物，一般属于寒性或凉性。《神农本草经》云："疗寒以热药，疗热以寒药"。阐述的就是这种治疗原则。马钱子在临床上多用于治疗有风寒湿邪所致的痹症、痿证、多发性神经炎等病，且效果满意，所以它应是温性。

2. 临床运用

庞春旭治疗寒痹时首选乌头汤，然而乌头汤收效缓慢，若加入马钱子则效如桴鼓。庞氏又以马钱子为主加通络祛湿补气血药治愈多发性神经炎。故庞氏认为，马钱子虽苦但非寒而应当属温。因寒痹多是寒凝经脉，气血凝滞不通而痛，其性遇寒则凝，得温则行而痛止。故马钱子通经络，止痛，应当属温[1]。梁氏提出，风寒湿痹多因寒邪所致，马钱子治疗此病有效应属苦[2]。马钱子是治疗风寒湿痹，麻木瘫痪，腰膝痛，寒腿的有效药物[3,4]。用于治疗风寒湿痹的中成药中多伍用马钱子，如疏风定痛丸，伤湿止痛膏，舒筋丸，九转回生丹等。九转回生丹马钱子，地龙组成，治疗因寒湿引起的腰，臂，腿痛。地龙性寒，若马钱子药性也寒，是不可能治疗寒湿的[5]。李氏用马钱子丸治疗行痹，痛痹，着痹 1890 例，有效率达 93.33%[6]。卢氏应用马钱子治疗痹症 50 例。根据临床体会也认为该药是逐风寒湿邪之品，不宜热痹[7]。面神经麻痹中医称为口眼歪斜，病因多是风寒侵袭引起。文献载用马钱子治疗口眼歪斜 1.5 万人，效果满意。有这样效能的药物应属温性[8]。

3. 中毒反应

根据《内经》病机的理论，马钱子应为阳热之性。该药中毒虽无内热壅盛，足跗肿痛酸楚及阳明腑实证的实证谵语或痰迷心窍或癫狂等病证，但有头晕头痛，心中烦乱，欲吐或呕吐，筋肉抽掣，口噤惊厥及躁动不安之证，酷似病机十九条中属火的记载。其转侧不利，角弓反张和呕吐的毒性反应，与属热的诸转反戾诸呕吐酸类似。尤其与诸暴强直，皆属风及风的善行而数变易动之行相同。说明马钱子属温。普氏提出：破伤风杆菌所产生的毒性作用与该药（马钱子）中士的宁的毒性反应为相似[9]。因此马钱子之性应属阳为热实非阴寒。

4. 临床实例

李氏等治一老妇，两年前突然昏倒而致左半身不遂，现拄拐杖尚能行走 10 余步，语言塞涩，头晕目眩，耳鸣耳聋，烦躁易怒，口干不欲饮，大便干，舌质红有裂纹，苔白少泽，脉弦细略数，血压 19/11Kpa。此乃阴虚火旺，治以滋阴降火。方用：枸杞，熟地黄，女贞子，石菖蒲，夏枯草，木瓜，制马钱子，石斛，麦冬，3 剂。初次服药 2 分钟后，即觉头晕加重，两鬓跳痛而痛，心中烦热欲吐，口干思饮，继则时时两颊肉跳，辗转反侧，半夜未眠。翌晨血压 24/14kpa，即停服上药，密切观察。日后捡取马钱子继服之。2 剂后，头晕头痛大轻，两颊肉跳，鬓角疼痛，心中烦热的症状消失，血压 20/12kpa。以上方药寒热无偏，但初次服药后所见之证偏于燥热，并有马钱子特有的两颊肉跳之反应，原方去马钱子服之，则无不适，故此例失误在于马钱子所致。所以有单位明确规定，孕妇，高血压，高烧及精神病者慎用此药[10]。这也从反面说明，马钱子有燥热之象而非性寒。笔者在运用以制马钱子为主要的复痿汤或复痿冲剂，治疗进行性肌营养不良症时，患者均表现出一派脾肾阳虚之象，症见四肢无力，下肢为重，蹲下起立困难，腿肚粗大发硬，面色萎黄，形体消瘦，胃纳减退，晚期肌肉萎缩明显，或足不着地，四肢不温，肘膝以下尤甚，甚则肢体拘挛不伸，舌淡苔白，脉象沉细无力。治法：健脾补肾，益气养血，活血通络，强壮腰膝。方用复痿汤或复痿冲剂。服药后患儿四肢有力，鸭步减轻，摔跤减少，饮食增加，余症也有减轻。同时患儿也有头晕头痛之症，面颊红润，性情急，易激动，爱说爱笑，但原来手足发凉，肘膝以下发凉病证有所好转，触之有温热之感。这也说明马钱子性温或属辛热[11]。

5．性冲动反应。善氏在对该药所含主要有效成分士的宁药理研究的基础上指出：可使性勃起。临床上有用该药为壮阳药即源于此。此药对各种虚脱状态，不定性衰弱状态，弛缓状态均可作兴奋强壮之用。笔者曾治疗1例进行性肌营养不良症的青年男性患者，因长期服用制马钱子粉，就有过性冲动之举，说明该药有壮阳兴奋作用。

6．现代药理作用

根据现代药理研究证明，温热药一般含有某些生物活碱物质，可兴奋神经中枢，促进呼吸、循环，代谢及内分泌系统功能，而马钱子几乎具有以上多种作用。如兴奋脊髓的反射功能，中毒时可出现精神不安，焦虑偶或呕吐，继则出现全身强直，动则惊骇颤栗；其次可兴奋延髓的呼吸中枢及血管运动中枢；另外对皮质感觉中枢也有兴奋作用。对消化系统有增加胃液分泌而助消化功能[9]。笔者观察患者服用复痿汤或复痿冲剂后，胃口大开，饮食增加，体重增加。刘氏研究发现，低浓度马钱子溶液对人淋巴细胞的有丝分裂有促进作用，明显优于党参、黄芪，说明马钱子具有党参、黄芪的温补作用[12]。对此笔者深有体会，患者服用复痿汤或复痿冲剂后，原来容易感冒、发热者，近来很少再有感冒，说明以马钱子可增加人体免疫力。正气一强，邪不可干也。

7．中毒抢救

该药的中毒抢救，主用麻醉镇静之品，以抑制其惊厥，效果可靠，作用迅速。中医理论认为，镇静为阴，兴奋为阳，这也从另一方面说明了马钱子性属阳热而非属阴寒。所以笔者认为，1995年版《中国药典》对马钱子的药性描述一改往日苦寒之谬为苦温，是尊重临床实践的明智之举，也使笔者和其他同道人的多年疑问得到证实[13-17]。

8．参考文献

[1] 庞春旭.马钱子临证应用例析.中医函授通讯,1992;(2):22

[2] 梁马仁.马钱子性寒质疑.中医药信息,1993;(1):44

[3] 中国药典.一部.1990:37

[4] 卫生部药政局.中药手册.北京：人民卫生出版社,1959:268

[5] 吴葆杰.中草药药理学.北京：人民出版社,1986:53

[6] 李春杰.马钱子丸治理痹症1890例.浙江中医杂志,1986;(12):28

[7] 卢海山.应用马钱子散治疗痹症五十例.中医药学报,1986;(1):29

[8] 江苏新医学院.中药大词典.上册.上海:上海人民出版社,1977:291

[9] 普耳孙.赵师震泽.药理学.第5版.上册.北京:商务印书馆,1956:74

[10] 李彦杰.马钱子性寒质疑.中医药学报,1994;(2):15

[11] 沙海汶.张兆云.中医治疗进行性肌营养不良症的临床研究述评.北京中医学院学报,1993;16(3):2

[12] 刘得祥,殷学军,马宗林,等.党参、黄芪、马钱子对人体淋巴细胞有丝分裂影响的观察.中药通报,1985;10(3):40

[13] 管建新,周超凡.马钱子性温之探讨.中国中药杂志,1994;19(9):567

[14] 徐有全.运用马钱子的体会.辽宁中医杂志,1988;(11):19

[15] 魏铁力.龙马定痛丹治疗痹症60例.辽宁中医杂志,1993;(1):32

[16] 马兴民.中药中毒解救指南.西安:科学技术出版社,1987:13

[17] 沙海汶.小儿痿证.北京:人民卫生出版社,1984:87

中国中药杂志 1998 年第 23 卷第 8 期 P500-501

近 10 年来对小儿汗证的研究

近 10 年来对小儿汗证的研究,可分以下几个方面。

一、专方治疗小儿汗证

邹治文等以健脾益气方又称强壮灵,治疗 62 例,总有效率为 75%。其药物组成:茯苓、黄芪、浮小麦、橘红、鸡内金等。黎远征以泻白散加味治疗小儿汗症 183 例,若口渴喜饮泻白散加麦冬、芦根;干咳加百合,贝母;汗出甚多加浮小麦,阿胶。总有效率为 98%。张小平以九味汤治疗小儿汗症 50 例。其药物组成:桑叶,黑元参,麦冬,白芍,当归各 10 克,乌梅 6 克,五味子 3 克,花粉 10 克,甘草 6 克,煮汤代茶饮之。显效 32 例,有效 17 例,无效 1 例。林志良以黄芪生脉汤治疗汗证 30 例,其药物组成:黄芪 30 克,党参 15 克,麦冬 10 克,五味子 6 克,甘草 3 克,水煎服,小儿酌减。治愈 20 例,显效 5 例,有效 3 例,无效 1 例,总有效率为 93.33%。黄斌以蒿芩清胆汤治疗汗证 28 例,其药物组成:青蒿 9 克,黄芩 6 克,竹茹 9 克,陈皮 6 克,姜夏 9 克,赤苓 10 克,生枳壳 6 克,滑石 15 克,青黛(布包）6克，甘草3克。显效24例，有效3例，无效1例。

二、个案报道

赵惠馨以保和丸加味治疗小儿头部出汗（盗汗）1例，其药物组成：茯苓12克，陈皮10克，连翘10克，莱菔子10克，黄连10克，佩兰10克，藿香6克，焦三仙各6克，焦槟榔5克，地骨皮12克，2剂汗减，又5剂治愈。胡斌以龙胆泻肝汤治疗肝胆湿热之汗证1例，5剂而愈。屈良敦以血府逐瘀汤治疗1例头汗出证，5剂而愈。任卫章以二地和鳖甲青蒿汤治疗1例因气血营卫俱伤所致阴虚内热之汗证，药用青蒿20克，生地、地骨皮、知母、银柴胡、白芍、栀子、白薇、鳖甲、牡蛎、龙骨各10克，甘草5克，连服4剂汗减，又服2剂而愈。张业宗以人参乌梅汤治疗1例，肺脾气虚，卫表不固所致盗汗，药物有党参、乌梅、芡实、木瓜各8克，淮山药、牡蛎各10克，白术6克，甘草3克，4剂而愈。肖美珍以人参五味子汤治疗1例，患儿卧时汗出如洗，用当归六黄汤无效，症见少神少食，四肢不温，用人参五味子汤治之，7剂而愈。

三、中药外治法

李存言综述如下：王烈等用五倍子散5克，食醋调成膏后于睡觉前服帖脐中，以布袋固定，次晨取下，连用4次为1个疗程，经过1个疗程治疗自汗161例，治愈29例，好转124例，无效8例；自汗盗汗并见246例，治愈71例，好转153例，无效22例。全部病例总有效率为93.6%。其中治愈率为26.6%。孙浩用二子散（五倍子，五味子各15克，研细末）10克加水调和制成圆饼状，如银杏叶大，紧贴脐窝，上复塑料布，外用纱布固定，日1次，敷3次1个疗程，治疗63例，1～2个疗程后，治愈43例，有效16例，无效4例。周定洪用五龙散（五倍子，煅龙骨等份研磨）10克，用温水或醋调成糊状，敷脐（邪盛者不用），日1次，治疗5～10岁，盗汗患儿76例，显效54例，有效22例。

四、捏脊配合中药治疗小儿汗证

李江以捏脊和玉屏风散加减治疗小儿汗证94例，捏脊空腹进行，从长强到大椎，共10次，按心俞，肺俞各5分钟。黄芪、麦冬、太子参各30克，白术，防风各 10 克,桂枝 5 克,白芍、银柴胡各 15 克,便秘加大黄 3 克。每日 1 剂,浓成 150 毫升,分 3 ~ 5 次服之。显效 90 例,自汗盗汗消失。好转 4 例,汗症明显改善 14 例,总有效率为 100%。

五、特殊汗证的研究情况

左杰报道治疗黑汗 1 例。患儿 3 年来,每天头面部汗出粘稠如胶状,瞬时变黑,洗擦后须臾复有;四肢、躯干未见,伴尿少色黄,舌淡红苔薄,按脉沉弱。汗出粘稠如胶状为阴虚,色黑属肾。治用六味地黄丸和生脉散:熟地 12 克,淮山药、茯苓、党参、麦冬各 9 克,丹皮、五味子、泽泻各 5 克。3 剂后,汗减,又 3 剂,诸证悉退。随访半年,未见复发。

李铁敏等报道血汗治验 1 例。患者因多汗,汗渍呈淡红色就诊。证属于肝肾阴虚,心肝火旺,火通津血,随汗外泄。用知柏地黄汤加减 3 剂后血迹已消,仍有汗出。又 6 剂而愈。

外方报道血汗治验 1 例。因汗出色红半乏力 2 个月,证属于血汗,乃心脾气虚不济,血随津泻。药用太子参,当归、白术、枸杞子、丹皮、防风各 10 克,生黄芪,白芍各 12 克,墨旱莲,生龙牡各 30 克,浮小麦 40 克,4 剂后血汗消失,25 剂痊愈。随访未见发作。

陈国权报道黄汗治验 1 例:患儿全身黄汗出 2 个月,兼见而少腹疼痛,用丹栀逍遥散治之,5 剂后汗减,又 5 剂黄汗治愈。

刘建英报道黎明汗出 1 例,患儿黎明汗出伴有畏寒心悸,用桂枝加附子汤,3 剂后黎明汗出已止,又以调养肺胃之法治之以善其后。

原计成报道鼻汗症。鼻子出汗 1 年余,用各种止汗之剂无效,拟桂枝汤原方,桂枝 10 克,白芍 12 克,炙甘草 5 克,生姜 3 片,大枣 3 枚,2 剂后鼻汗出减少,又 4 剂痊愈,1 年后随访未犯。

胡献国报道五更汗治验 1 例。患者病毒性肝炎后遗留五更汗,黎明之时汗出,以头面为重,晨起即止。用四神丸加味,补骨脂 15 克,五味子、白扁豆、山药各 10 克,煨肉蔻,淡吴茱萸、麻黄根各 5 克,生姜 3 片,大枣 5 枚,水煎服,3 剂后汗减,又进 5 剂而愈。

北京中医药学会 1998 年度学术年会论文集 P82-84

1997 ~ 1999 年度学术年会大会发言 1999 年 6 月 23 日

当归六黄汤加味治疗小儿盗汗的体会

当归六黄汤载于《兰室秘藏》，是金元时代李东垣先生治疗盗汗的效方，本方由当归、生地黄、熟地黄养血滋阴，使阴液得养，用黄芩泻上焦之火，黄连泻中焦之火，黄柏泻下焦之火，令火得其平复，生黄芪、益气固表，实卫止汗增加人体免疫力，诸药相伍，共奏气阴两补，清热降火之作用。临床上凡属血虚阴虚阳亢之盗汗，大病之后，气阴两伤之盗汗，三焦郁火，湿热郁蒸之盗汗，皆可用之。盖小儿之体，阳有余而阴不足，感受外邪，每易从阳化热。热极则阴液更易损伤，阴伤则虚火更旺。因此，阳热证，虚火证在儿科临床较为常见。20 余年来我每用当归六黄汤治疗小儿盗汗皆获效。但在此方中有苦寒之品，惟血虚阴虚有火者为宜，若气虚挟寒的患儿慎用。现将临床治验举例如下：

一、临床治验

1. 滋阴除蒸治硬脊膜外脓肿后低烧盗汗白细胞增高症。

硬脊膜外脓肿，本属外科疾患，迁延时久，正虚邪恋，脓毒蒸腐，多致阴液耗伤。阴亏则内热，往往低烧口渴，不欲饮食，舌红苔剥，脉象细数，阴虚生火，虚火炽热，常能迫汗外泄，性急心烦。汗为阴液，汗出如洗，阴液更伤，则后遗症低烧长期不解，治疗的方法宜滋阴除蒸，常能阴复蒸退而汗自敛。

李某，女性，4 岁半，初诊日期：1978 年 1 月 25 日。患儿于 1977 年 10 月 11 日高烧，3 天后，双下肢活动障碍，18 日在某某医院住院检查：体温 40℃，肝大肋下 8cm，双下肢活动障碍，病例反射（＋），腰穿抽出脓汁约 90ml，诊断为"硬脊膜外脓肿"于 10 月 20 日转入外科进行脓汁清除术，此后 2 次腰穿，再未抽出脓汁，未再手术，进行大量抗菌素和支持疗法，住院 38 天，于 11 月 26 日好转出院。但 3 个月来，一直低烧不解，体温 37.5 ～ 38℃，白细胞 15900 ～ 19000mm^3 之间，盗汗出，有时汗出如洗，纳可，口渴急躁，大便正常，小便黄浑，心（－），肺（－），证属阴虚有火，火热逼蒸阴液则汗出，宜滋阴除蒸，清热降火。当归六黄汤加味，当归 15 克，生黄芪 10 克，生熟地各 15 克，黄芩 9 克，黄连面 1.5 克（分冲），黄柏 6 克，生石膏 30 克（先煎），连翘 10 克，赤芍 10 克，竹叶 10 克，9 付。

二诊：药后体温基本正常，汗出明显减轻，日来略咳嗽，咽红充血，夜间手脚抽动，纳食欠佳，苔剥舌红，证属阴虚未复，筋躁拘急，再拟滋阴清热，佐以舒筋。

原方加生龙牡各 30 克（先煎），增强滋阴重镇，以缓筋急。加焦三仙各 10 克，开胃助消化，以治纳差，10 付。另外，至圣保元丹，每次 1 丸，日 2 次。

三诊：药后月余低烧未作，体温在 36.5℃左右，白细胞 7700mm³，盗汗明显减轻，咳嗽，手脚抽动已解，苔有剥脱，原方加用北沙参 10 克，元参 10 克，以清养胃阴之药治之，以善其后，1978 年 5 月 15 日，随信追访基本治愈。

2. 滋阴燥湿治疗黄疸型肝炎后盗汗

黄疸型肝炎，由于湿热内蕴，肝失疏泄所致，历经清解，病到后期，往往湿热余邪未尽，阴已伤，肝体阴而用阳，肝阴不足，则阴虚生火，迫汗外泄，故盗汗出，不能自已，治当滋阴燥湿，阴虚得复，湿热尽蠲，则汗自止。

张某某，男性，7 岁，初诊日期：1979 年 7 月 24 日。患儿自 1979 年 4 月下旬诊断为急性黄疸型肝炎，曾用小儿肝炎冲剂治疗，至今未痊愈，7 月 2 日，在院外化验 GPT195 单位，肝大 1cm。

现就诊时，盗汗自汗，蒸蒸而出，纳呆恶心，右胁疼痛，乏力便干，溲少色黄，精神较弱，面色萎黄，形体消瘦，毛发枯黄，腹软肝大 1cm，苔黄质红，脉细数。证属于气阴两伤，湿热余邪未尽，治宜滋阴燥湿，清热止汗，佐以柔肝止痛。当归六黄汤加味，当归 10 克，生黄芪 15 克，生熟地各 10 克，黄芩 6 克，黄柏 6 克，黄连 2 克，制军 6 克，茵陈 15 克，柴胡 10 克，白术 10 克，山药 15 克，焦三仙各 10 克，白芍 10 克，甘草 6 克，6 付。

二诊：药后饮食明显增加，精神明显好转，大便已不干，胁疼不甚，溲仍黄少，自汗盗汗减轻，苔脉同前，原方去制军加茯苓 10 克，半夏 6 克，3 付。

三诊：药后盗汗自汗治愈，纳佳，胁疼已止，爱说爱动，面有笑容，二便正常，肝已不大，GPT（－），再以补肝和胃，以善其后，经随访一直未犯。

3. 滋阴清热治肾病综合征盗汗

肾病综合征属于中医水肿范畴，利水时久则伤阴，阴伤则虚火妄动，迫液外泄而盗汗不已；治宜滋阴清热，阴液充沛则盗汗自解，此乃取"壮水之主，以制阳光"之意也。

杨某某，男性，5 岁，初诊日期：1979 年 7 月 24 日。患儿因反复浮肿尿少 5 个月曾在某医院住院治疗，当时全身浮肿，尿少，蛋白（＋＋＋＋），胆固醇 695mg，血沉 115mm，GDT（－），澳抗（－），胸透（－），诊断为肾病综合征，经抗感染，强的松，环磷酰胺等药治疗后水肿消失，惟汗出不已，胆固醇仍高，其他化验指标均正常,遂来我院治疗。

夜间盗汗不止,枕巾头发均湿透,心烦急躁,睡眠不实,有时腰痛,大便干燥,溲黄短少,苔薄黄质红,脉象细数,满月脸,形体肥胖。证属肝肾阴亏,阴虚内热,热迫汗泄,故盗汗如洗,治宜滋阴清热,当归六黄汤加味。当归10克,生黄芪15克,生熟地各15克,山萸肉10克,五味子10克,茯苓10克,黄芩6克,黄柏6克,黄连3克,白芍10克,煅牡蛎30克,淮山药10克,焦三仙各10克,5付。药后盗汗明显减轻,又服5付,盗汗治愈。

4.养血止汗治病毒性心肌炎盗汗

病毒性心肌炎属中医"心悸,怔忡"范畴,多由热邪扰心所致,心主血属阴,热邪久羁,气血两虚,心气虚则气少倦怠,心血虚则悸动不宁,血虚生热,逼蒸心液则汗出不已。治宜养血止汗,则诸证可蠲。

王某某,女性,13岁,初诊日期:1980年7月10日。患儿6月6日开始发烧39℃以上,头晕身倦,经某某医院诊断为上感,给予庆大霉素和柴黄片后,身热不除,惟自觉倦怠,胸闷气短,汗出不止,心慌,7月7日复到某某医院检查:心电图Ⅰ度房室传导阻滞,心肌酶谱:GOT 33.8u(正常值7～24u),CPK:38.2u(正常值10～120u),LPH162u(正常值40～110u),α-HBPH319u(90～220u),诊断为病毒性心肌炎。特来我院门诊治疗。

检查:心率95次/分,律齐,第一心音略低钝,超声心动(-),苔薄黄且腻,脉象濡数,证属热邪久羁,耗气则体怠气短,入血则胸闷心悸,热迫蒸阴则盗汗不已。治当养血止汗,清热,方用当归六黄汤加味。当归10克,生黄芪15克,生熟地各10克,马尾连10克,黄芩6克,黄柏6克,紫丹参15克,苦参10克,五味子10克,炙甘草3克,生姜3片,大枣5枚。10付。

二诊:药后盗汗大减,有时心慌胸闷,饮食不振,惟心率近来加快100次/分,活动后更明显,苔脉同前,证属气阴两虚,治以原方加桂枝6克,阿胶10克(烊化),万年青20克,20付。

三诊:药后临床症状消失,8月8日在某院复查,心电图正常,心肌酶谱已全部正常,再以原方加减5付,以善其后,嘱其注意休息,避免着凉,以防感冒。

5.滋阴养血治缺铁性贫血盗汗

缺铁性贫血属中医虚损范畴,虚损有阳虚、气虚、阴虚和血虚之别,小儿虚损以阴虚、血虚为多,阴虚则生内热,热迫则心液容易外泄,故汗出不已,血汗同源,汗多往往导致虚损的加重,滋阴养血,佐以止汗,虚损可复。

刘某某,女性,8 个月,初诊日期:1979 年 7 月 26 日。患儿一个多月来,夜间哭闹,睡眠不实,五心烦躁,盗汗如洗,纳差便干,无寒热,无恶心呕吐,检查:慢性消耗性病容,面色萎黄,眼睑发白,形体消瘦矮小,头发发黄稀少,精神萎靡,无鸡胸,郝氏沟串珠及枕秃。心率 90 次 / 分,律齐,心尖可闻 II 级柔软吹风样收缩杂音,心界不大,肺(－),咽(－),苔薄黄质红,脉象沉细数,血象:血红蛋白 8.29%,RBC300 万 mm^3,红细胞的形态较正常为小。诊断为:缺铁性贫血。辨证:血虚内热,热迫汗泄。治宜滋阴养血止汗,方用当归六黄汤加味。当归 10 克,生熟地各 10 克,生黄芪 15 克,白芍 10 克,黄连 1 克,黄柏 6 克,炙甘草 3 克,焦三仙各 6 克,3 付。

二诊:1979 年 7 月 28 日,药后烦躁已除,精神好转,气色好转,睡眠安稳,纳食增加,惟尚盗汗,再以原方加养血敛汗之品,何首乌 10 克,煅牡蛎 15 克,麻黄根 10 克,6 付。以达止汗目的。

三诊:1979 年 8 月 4 日,药后盗汗消失,纳食好,喜欢饮水,二便调。面色转红,眼睑苍白好转。血象:血红蛋白 11 克,红细胞 400 万 mm^3。原方加鸡血藤 15 克以养血。6 付。8 月 14 日血红蛋白 13,5 克,红细胞 450 万,形态已正常,盗汗消失,精神食欲均好,基本治愈。

6．养阴解毒治化脓性扁桃体炎

化脓性扁桃体炎,中医称烂乳蛾,多由外邪郁而化火,上冲咽喉,蒸腐气血成脓,一致暴痛暴腐,热邪熏蒸,亦常汗出不已,治以养阴解毒,毒解热除,则乳烂汗出可愈。

患儿罗某某,12 岁,于 1980 年 6 月 13 日初诊。发烧 4 天,昼轻夜重,体温 39.5 ～ 39.7℃,起则头晕恶心,盗汗如洗,枕巾衣服均湿透,被褥发潮,纳差肠鸣,溲少略黄,检查:急性热性病容,面色红润,口唇焦红,心(－),肺(－),苔黄腻而质红,脉象濡数。咽部充血明显。扁桃体肿大 II°－III°,有大量脓性分泌物。血象:白细胞 11000mm^3,N54%,L42%,M4%,诊断为急性化脓性扁桃体炎。辨证:风热时邪,上攻咽喉,热证阴伤则汗泄。治宜养阴解毒,佐以利咽。方用当归六黄汤加味,当归 10 克,生黄芪 10 克,生熟地各 10 克,黄芩 10 克,黄连 3 克,黄柏 10 克,生石膏 30 克先下,桔梗 6 克,生甘草 3 克,板蓝根 15 克,锦灯笼 10 克,3 付。

三诊：1980年6月15日，药后烧退体凉，头晕脑胀恶心已止。夜间盗汗明显减轻，枕巾衣服不湿，但仍汗出，纳差，二便好。检查：心肺（－），咽（－），扁桃体 II°，无分泌物。血象：白细胞 6400mm³，N60%，L35%，G2%，M3%。原方再服3付。病即痊愈。

7. 滋阴养血，益气止汗治佝偻病盗汗

佝偻病属中医的五迟五软范畴，因肾为先天，肾主骨，肾虚则骨不坚，阴虚则内热生，热迫津液外泄故盗汗不已，治当滋阴养肾，肾复汗止。

患儿崔某某，男性。4个月，初诊日期：1983年5月12日。盗汗2个多月，头身上手足心均出汗，睡眠不实，易哭闹，易惊惕，纳差量少，大便干燥，小溲尚可，检查：头颅颅骨软化，乒乓球感，枕秃明显，肋骨外翻，郝氏沟明显，神烦不安，心（－），肺（－），咽红，扁桃体 II°，无分泌物，舌苔薄黄质红。辨证：肝肾阴虚，气血两亏，治宜滋阴补肾，益气止汗，方用当归六黄汤加味，生熟地各6克，当归6克，白芍6克，生黄芪10克，煅牡蛎15克，制军6克，浮小麦10克，炒白术10克，黄柏3克，黄连面0.3克（分冲），黄芩3克，麻黄根6克，防风6克，焦三仙各6克。10付。

二诊：1983年6月14日，药后自汗盗汗明显减轻，颅骨软化，乒乓球感较前明显好转，枕部头发已长出，但稀疏，色黑，短粗，约1厘米长，精神转佳，饮食二便好，原方去焦三仙，又6付。同年9月29日家访，盗汗早已治愈，枕秃消失，头发长齐。

8. 滋阴清热治呼吸暂停症验案

小儿呼吸暂停症是一种小儿较常见的神经官能性疾病，每遇生气，惊恐等情绪波动后，突然哭叫随之呼吸暂停，两唇青紫，严重者可伴全身僵直，知觉丧失，抽搐。此证属中医厥证范畴。有气厥血厥等不同。

患儿李某某，男性，2岁，初诊日期：1983年12月。患儿半年前开始哭闹后闭气，面部随之变紫，1～2分钟后自行缓解，半年来发作10余次，面色萎黄，形体消瘦，烦躁不安，盗汗，大便偏干，小便黄，舌苔薄黄，质红，脉细数。

辨证：素体气血不足，阴虚内热，复因生气，所致气血不相顺接，故发生屏气，阴虚内热，热迫汗出，故夜间盗汗。治宜滋阴清热，益气止汗，当归六黄汤加味，当归10克，生熟地各10克，生黄芪10克，黄芩3克，黄柏3克，黄连1克，何首乌10克，白芍10克，鸡血藤15克，焦三仙各10克，煅牡蛎15克，炒白术6

克，随证加减，治疗 3 个月，患儿屏气发作消失，盗汗亦愈。

本患儿除符合小儿神经官能性疾病的上述表现外，尚有盗汗，故辨证为气血不足，阴虚内热，以当归六黄汤加味后，盗汗消失的同时，屏气发作亦止。可见治疗必求其本，而不应头痛医头，脚痛医脚。

二、讨论与体会

1. 抓住主证，掌握病机，异病同治。

中医治病，贵在求本，本之所在，全靠辨证。辨证之灵，在抓主证。上述病例中虽有硬脊膜外脓肿，急性肝炎，肾病综合征，缺铁性贫血，病毒性心肌炎，化脓性扁桃体炎，佝偻病，呼吸暂停综合征，病名虽异，但主证却是一个盗汗，盗汗病机不外乎血虚阴虚，内热有火，病后气阴两亏，以及湿热熏蒸故迫汗外出。故用具有滋阴清热，降火燥湿，益气固表，止汗的当归六黄汤治疗，均能获得一定的疗效。体现了中医的异病同治的原则。所谓异病同治是异病同证同治的同义语，意思就是不同的疾病由于具有一种证，可用同一种方药治疗。再进一步讲，是指不同的疾病在某一阶段时，机体对不同治病因素有共同的反应状态和体征的变化。异病是病象，同证是实质，关键在于同证。

2. 同中求异，随证加减。

上述八例，在主证与病机上，既有共同之处，也有特异之点。同是指主证相同，都是盗汗症状，异是指兼证不同，故在选方用药上，随兼证不同而进行相应的加减。例 1，因有低烧，白细胞数增多，手足搐动，纳差，故在当归六黄汤的基础上加用生石膏，生龙牡，焦三仙等。例 2，因肝血不足，湿热余邪未尽，证见胁痛，肝大，转氨酶增高，加用柴胡，茵陈，白芍，炙甘草，白术，山药等。例 3，因见腰痛烦躁等肝肾阴虚之证，故加用山萸肉，五味子，茯苓，白芍，牡蛎等品以补肾兼有收敛作用。例 4，因见心率快，加用炙甘草，桂枝，苦参，丹参，万年青等调节心率之品。例 5，因贫血加用何首乌，白芍，鸡血藤，阿胶等补血养血之品。例 6，因高烧，咽部充血，扁桃体炎有脓性分泌物，白细胞增高，故加用生石膏，桔梗，甘草，锦灯笼，板蓝根等。例 7，因有自汗症状加用浮小麦，麻黄根，炒白术，煅牡蛎，防风等。例 8，因气血不足，面色萎黄，形体消瘦，故加用生黄芪，何首乌，鸡血藤等。故盗汗消失，屏气也止。由此可见，上述病例效果之好，除去当归六黄汤治疗主证之外随证加减也是不可少的。

3. 当归六黄汤也用于阳热太旺的盗汗

阳虚自汗, 阴虚盗汗, 这是一般规律, 但盗汗也未必皆是虚证, 如《小儿药证直诀》云: "盗汗未必皆是虚证, 阳热太旺者亦有之, 亦可用当归六黄汤, 苦寒泄降, 借黄芪走表之功, 使苦药达于表分而阳潜则汗自止"。例6就是此意, 发烧4天, 头晕恶心, 盗汗如洗, 衣被均湿, 面赤唇红, 咽部充血明显, 扁桃体肿大化脓, 苔薄黄腻质红, 脉象濡数, 白细胞偏高。这完全是一个风热湿热夹杂, 表里相合的阳热太旺所致的热迫汗泄, 用当归六黄汤加味故立竿见影。3付药后, 热退身凉, 盗汗已止, 血象正常, 基本治愈。因此看来, 当归六黄汤不仅能治血虚阴虚有火之盗汗, 大病之后气阴两亏的盗汗, 也能治阳热太旺之盗汗。

4. 当归六黄汤药物配伍之妙

众所周知, 人体阴阳, 贵在平衡协调, 若出现偏盛偏衰, 示为病理。李东垣当归六黄汤正为调节阴阳之偏盛偏衰, 以达到相对平衡而创设的, 经云: "形不足者, 温之以气", 黄芪味甘而薄, 味薄则补气, 当归味甘而厚, 味厚而养血。虚其气者, 黄芪在所必用; 虚其血者, 亦必先补其气, 一以收甘温降热之效, 一以奏生血退热之功。此黄芪数倍于当归之意。"精不足者, 补之以味"。二地质润多液, 既能补血, 又善于滋阴; 至于热恋津伤, 既用质润味厚之二地, 何虑苦寒津劫? 泄热坚阴, 可反佐生津之力。前人治阴虚烦热, 用滋阴之品, 恒与苦寒配伍, 故丹溪有"阳有余, 阴不足"之论, 殆即此意。然阳之有余, 源于水阴内亏, 阴之不足发于火热内扰。盖火主于心, 宣泄其所主, 黄连泻心火兼泻中焦之火。黄芩泻上焦之火, 黄柏泻下焦之火, 量小为佐, 不过稍折其亢。苦能坚阴, 少火又能生气。黄连、地黄二味, 一滋一降, 上可导心火下降, 下可起肾水上潮。全方甘苦合化, 寒热并用, 寓补于泄, 清补并行。所以黄芪得三黄于补气中清气; 当归配二地, 于益血中凉血; 三黄得二地, 虽苦泄而不伤阴, 又能涵归芪之温; 二地得归芪, 滋腻而不凝滞, 且能抑三黄苦寒, 方义甘温与苦寒并重, 相制相成, 故补虚得力, 而热邪自裁。

沙力 沙洁 沙海汶

中国医药学报 2000 年 15 卷 4 期 P43-47

感染性多发性神经根炎的中医治疗

什么是感染性多发性神经根炎

感染性多发性神经根炎是一种主要损害多数脊神经和周围神经, 也常损害颅神经的疾病。此病主要表现为肢体对称性的运动无力乃至迟缓性瘫痪，并伴有不同程度的感觉障碍。任何年龄均可发生此病，但以 3 岁以上的学龄前儿童和学龄儿童多见。一年四季均可发病，但大多数集中在 7 、8 、9 三个月，以 8 月为发病高峰，并且近几年的发病率有所增加。本病常继发于急性病毒感染之后，如上呼吸道感染、水痘、麻疹、风疹、传染性单核细胞增多症等；偶发于细菌性传染病之后，如白喉、猩红热、伤寒等；或在接种牛痘和其他疫苗之后偶然发生；也有的因各种中毒和过敏所致，因此本病是多种病因所致的疾病。起病前 1 ~ 3 周常可有上呼吸道感染史，或有腹泻、腹痛、发热等病史。过度疲劳、着凉或涉水等常是本病的诱因。

感染性多发性神经根炎的临床表现

本病起病较急，常有低烧或中度发烧，往往一起病就表现四肢运动功能障碍，即手足无力，易跌倒或行走无力，握持及举臂困难。四肢呈对称性（左右）迟缓性瘫痪，下肢较上肢重，几天或 1 周内达到瘫痪的高峰。肢体瘫痪的同时可伴有发烧、头痛及颈部强硬感。病变部位肌肉松软无力，腱反射较弱或消失。严重的病例多因呼吸肌受累而出现不同程度的呼吸运动障碍，在肢体瘫痪的同时或稍后。有些病例或并发一侧或双侧周围性面肌瘫痪、咽喉肌瘫痪，瘫痪出现后很快都有肌肉萎缩。肢体感觉异常可出现于瘫痪以前或同时，多表现为肢体末端麻木、疼痛及针刺感。通过客观感觉检查，异常区呈手套型或短袜型分布。此外，肌肉压痛常很明显，尤其是"小腿肚子"有压痛且可持久存在。部分患儿可出现多汗（多属全身性），甚至大汗淋漓。也可有轻度心脏扩大。脑脊液检查表现为典型的"蛋白－细胞分离现象"，即脑脊液中的蛋白定量增高，而所含的细胞数则正常。

病情一般在 2 ~ 3 周以后趋于稳定，1 个月后渐渐恢复。病情完全恢复常需 6 个月至 1 年或更长时间。影响到呼吸肌或延髓运动性颅神经者，病情危重，恢复也较慢。多数病人能够接近完全恢复，部分病人有肢体力弱等后遗症，极少数病人可复发。

感染性多发性神经根炎中医说

中医学说中虽然没有感染性多发性神经根炎这一病名，但早在《内经》中就有"五脏使人痿"之说，以及"三阴三阳发病为偏枯痿弱，四肢不举"等论述。将本病归于痿证的范畴，并将痿证分为"痿躄"、"脉痿"、"筋痿"、"肉痿"、"骨痿" 5 类。

笔者通过临床实践认为，本病在整个发病过程中，有的病人是痿而兼痹，有的是痿而兼痉，有的是痿而兼厥，有的可痿兼痉兼痹同时存在。如邪气流于四肢，经络受阻，以致肢废不用，骨骸烦痛，两目萎黄，此为痿而兼痹；若在肢体筋脉痿废不用的同时，出现肢体拘紧，不能屈伸或颈强有抵抗感，则为痿而兼痉；若肢体痿废不用，又有四肢发凉逆厥，特别是膝关节以下发凉，则为痿而兼厥；如在肢体不用的同时，又有疼痛、筋脉拘紧、屈伸不利、痉项有抵抗感，则为痿而兼痹兼痉。总之，本病应从痹症、痉证、痿证和厥证等范畴来认识和辨治。

感染性多发性神经根炎的辨证论治

感染性多发性神经根炎的辨证论治是依据病情不同的阶段来进行的。

一、急性期：分为三型

1. 湿热侵淫经络型

症状：腿脚痿软无力，踝关节、小腿微肿，发麻发木，双上肢举动困难，四肢疼痛，不能站坐，喜冷恶热，不欲盖被，得凉为舒，身热身重，面色发黄，胸脘痞满，小便赤涩热痛，舌黄腻，脉濡或濡数。

治法：清热利湿，通经活络。

选方：三妙丸加味。

（二）风邪客于经络型

症状：初为下肢痿软，急速向上发展至胸腹、头面，口眼歪斜，四肢不举，胸脘满门，痰涎壅盛，咳嗽不利，心烦头晕，舌质红，脉虚数。

治法：滋阴壮阳，熄风通络。

选方：地黄饮子加减。

（三）肺热伤津型

症状：突然发生两足痿软无力，或四肢全瘫，或恶寒发热，或低烧。皮肤干，心烦口渴，咳嗽无痰，咽干，小便黄赤热痛，大便干，舌苔薄黄或黄，舌质红，脉象浮数、滑数或细数。或吞咽困难、发呛，呼吸困难，或出汗后肢体发冷。

治法：清热燥湿，养肺益胃。

选方：清燥救肺汤加减。

二、缓解恢复期

前述进展期见证逐渐消除，肢体功能开始恢复。此期病人体质仍很虚弱，辨证应从两个方面来掌握。

1. 肺胃余热未尽

症状：低烧潮热，干咳不止，纳差消瘦，盗汗频频，舌质红，苔光剥或无苔，脉象细数。

治法：滋阴养肺，益气和胃。

选方：沙参麦冬汤和泻白散加减。

2. 肺脾气虚

症状：少气懒言，动则气喘，食少纳呆，四肢软弱。舌淡苔薄，脉虚无力。

治法：健脾益气

选方：异功散

三、晚期

症候：病人腰痛腿痛，不能站，不能走，全身肌肉极度松弛，饮食欠佳，便干尿黄，心烦少言，记忆力差，手握力差，皮肤脂肪层变薄，肌张力差，精神呆滞，反应迟钝。苔白质淡，脉象沉细无力。

治法：益气健脾，养血补肾。

选方：四君子汤和六味地黄丸加减

2004 年第 11 卷第 6 期总第 97 期

感染性多发性神经根炎的预防和护理

一、 感染性多发性神经根炎的预防

1、搞好环境卫生，保护水源，做好井水消毒工作，积极消灭苍蝇、老鼠，减少食物污染的机会。

2、加强饮食卫生管理，搞好饮食卫生，防止病从口入。饭前便后洗手，生吃瓜果要洗净，不吃腐败变质食物。

3、避免淋雨和居住在潮湿的环境中，并注意劳逸结合。

4、一旦患病应及时就诊，明确诊断，以保证及时的治疗。病情处在急性期时一定要住院治疗，并卧床休息，这样才能恢复体力，防止病情继续发展。

二、感染性多发性神经根炎的护理

（一）急性期的调养护理

1.病人在急性期需卧床休息，这样有利于疾病的稳定和恢复。

2.一些病人因长期活动受限心理上有恐惧感，精神上很痛苦。家属或护理人员应对其关心爱护，在精神上给予安慰，消除其顾虑，以取得治疗上的合作。尤其是对咽和呼吸肌麻痹者，尤应注意精神护理。

3.保持居室安静，环境清洁，空气新鲜，阳光充足，温湿度适宜。室内每天应通风2次，注意避免风直吹病人，以免受凉加重病情。

4.病人肢体瘫痪活动不便时，在其颈下、足跟、腰胯部位垫上小块海绵，并给其勤换体位，按摩关节突出受压部位，以预防褥疮的发生。床铺应保持干燥平整，及时给病人更换床单及衣服。做好皮肤护理，每天至少用温开水给病人擦澡1次，以增强血液循环。病人长期卧床易发生便秘，故平时应多喝水和果汁。为保持大便通畅可服用中成药珠黄散，每次1瓶，每日2次，大便见稀即止；或用番泻叶适量，泡水代茶饮，以减轻腹胀，增进食欲。也可用西药润肠通下药品，如果导片等；还可用甘油栓、开塞露等外用通便药。

（二）恢复期的调养护理

病人度过呼吸肌麻痹后（大约2周左右），病情趋于稳定，不再发展，开始好转。此期应因势利导做好调养护理。

1.由于病人肢体瘫痪，肌肉萎缩，长期处于痿废不用状态，故首先应鼓励其增强战胜疾病的信心，尽早协助其进行主动和被动运动以及体育疗法，加强功能锻炼。病人早期联系活动时，家人应给予密切保护，以免受外伤。活动量由弱到强，肢体活动幅度由小到大。一般上肢恢复较下肢为快，故初起先从上肢开始，做前臂的高举屈伸、用手摸头等动作，次数由少到多。下肢也要锻炼屈伸、高抬、平展等活动。待上下肢均能活动后，开始练坐、站立等动作。可先扶物、扶床练走，以后再练习独立行走。病人练习时家人和护理人员要多给予鼓励，并不厌其烦地帮助练习，直到病人能独立行走，生活自理，才算彻底治愈。

2.恢复期病人的日常生活要有规律。每日定时起床，定时进餐，定时锻炼，定时休息。要严格遵守，持之以恒。同时还要听听音乐，看看书画、电视等，保证日常生活丰富多彩。精神愉快，才能有利于疾病的恢复。

3.此期应进一步加强营养，促进食欲，增强脾胃功能，以利生肌长肉，强壮筋骨。可经常食入稀饭、面片、瘦肉、各类蔬菜、牛蹄筋、牛脊髓等。

4. 平时病人出汗较多，特别是夏秋季节，气候炎热，汗出淋淋，应注意皮肤清洁。要经常用干毛巾擦干汗水，并擦些痱子粉，预防痱子的发生。

2004 年第 11 卷第 7 期总第 98 期

进行性肌营养不良症的辨证施治

进行性肌营养不良症属中医"痿证"范畴。中医认为，其发病为先天不足，后天失养。起源于先天，病程中可涉及五脏，但以脾肾两虚为主。

"治痿独取阳明"是治疗本病的主要治疗原则。本病早期表现为脾肾两虚，但以脾虚为主。晚期脾肾极虚，以肾虚为主。具体治法：健脾补肾，益气养血，活血通络，强壮腰膝等。

1. 脾肾两虚证

主症：四肢无力，以下肢为重，蹲下起立困难，步态不稳，或呈鸭步，易倾跌摔跤，登楼困难，腿肚增粗发硬，形体消瘦，胃纳减退，或肌肉萎缩，或足不着地，四肢不温，肘膝关节以下为甚，甚则肢体拘挛不伸，呈挛缩现象，苔白舌淡，脉象沉细无力。

治法：健脾补肾，益气养血，活血通络，强壮腰膝。

主方：复痿汤：黄芪、白术、当归、熟地各 10 克，赤芍 10 克，桑寄生 30 克，制马钱子粉 0.3 克（分 2 次冲服）。

2. 脾肾两虚兼痰湿内盛证

主症：形体肥胖，肌肉松弛，四肢痿软无力，行走呈鸭步，身重，活动受限，舌质胖大有齿痕，苔白腻或薄白，脉沉细滑。

治法：健脾补肾，燥湿祛痰，活血通络。

主方：复痿汤与二陈汤加减：黄芪，当归，熟地，半夏，陈皮，茯苓，生甘草各 10 克，制马钱子粉 0.3 克（分 2 次冲服）。

3. 脾肾两虚兼肺气虚弱证

主症：咳嗽频作，痰白量多，食少胸闷，面色无华，少气懒言，身体虚弱，易患感冒，肌肉萎缩，倦怠无力，大便不实，行走不稳，易摔跤，下蹲困难，舌质淡，苔薄白，脉细缓。

治法：培土生金，补肾强腰膝。

主方：复痿汤与六君子汤合方：黄芪、党参、白术、茯苓各10克，生甘草6克，半夏、陈皮、当归、熟地各10克，制马钱子粉0.3克（分2次冲服）。

4. 脾肾两虚兼风痰阻络证

主症：四肢萎软无力，形体消瘦，容易摔跤，面无表情，闭目露睛，不能举眉，鼓腮，双唇前凸，或口眼歪斜，舌淡苔白，脉弦细。

治法：健脾补肾，祛风化痰通络。

主方：复痿汤与牵正散加减：白附子15克，全虫，僵蚕各6克，生黄芪，当归、熟地各10克，桑寄生0.3克（分2次冲服）。

5. 脾肾两虚兼气阴两亏证

主症：自汗盗汗，汗出如洗，行走不稳，步态艰难，状如鸭步，易摔跤，爬起费力，不能上楼梯，足后跟不能着地，肌肉萎缩，面色萎黄，无光泽，舌质淡红，苔薄白，脉沉细数。

治法：益气养血，健脾补肾。

主方：复痿汤与当归六黄汤加减：当归、生地、熟地、生黄芪各10克，黄连1克，黄柏3克，黄芩10克，桑寄生30克，制马钱子粉0.3克（分2次冲服）。

外治法：肉桂6克，丁香9克，草乌、川乌、乳香、没药各7.5克，红花，当归，赤芍，透骨草各15克，取上方2剂，烘干研细末，过筛加凡士林500克，搅拌后将药膏涂布上或硬纸板上，药膏覆盖纱布两层，敷贴在两腿腓肠肌处，然后令患者仰卧平睡，两小腿放在温水带上加温，每日敷贴4~6小时。本方有活血化瘀的功效。

马钱子粉临床应用中的注意事项：

（1）我们临床应用的是制马钱子粉，同仁堂制药厂特殊加工炮制的，不能用生马钱子，也不能用自行炮制加工的。

（2）制马钱子粉临床应用的剂量，应按国家药典的剂量执行。

（3）进行性肌营养不良症的患者对制马钱子的耐受性很强，一般不会引起中毒，反而有捷效。初期用量不可过大，1日成人可用0.6克，儿童可用0.3克为宜，3岁以下可从0.15克开始，1个疗程后酌情加量或遵医嘱。以上日用量均分2次冲服，饭后半小时，不可空腹服用，否则反而会有肌肉无力感。

（4）患者如感冒发烧，咽疼，咳嗽时，停用本药。

家庭中医药 2005 年 4 期 P18-19

逍遥散治愈面瘫一例

中医治疗面瘫，一般以牵正散为主。但若单用此方，却收效不大。临床用药应审证求因，辨证论治。

2003年5月中旬某天晚上，女儿突然来电说："邻居齐叔叔患面瘫，需要治疗"。我当时未详细辨证，就按常规以牵正散加薄荷，防风治之。用药后症状不见好转，病情如故。后来详问病情，才知道患者病前因家中琐事烦恼易哭，连续数日，心情不愉快，平素有脊髓灰质炎后遗症，身体虚弱，苔白质淡，脉弦虚。经详辨病因后，辨证为肝气郁结，经脉不通，外受邪风所致。治以疏肝理气，散风消痰，活血通络，改用逍遥散与牵正散合方加减治之。处方如下：当归10克，白芍10克，柴胡10克，茯苓10克，白术10克，炙甘草6克，生姜10克，大枣10克，炒枳壳10克，制香附10克，白附子15克，全蝎5克，僵蚕10克，薄荷6克（后下），半夏10克，陈皮10克，生黄芪15克。10付。

用药后病情好转，哭泣已止，口眼歪斜明显减轻，但口角仍有轻度向右倾斜，饮食差。原方去炒枳壳，制香附，加入党参10克，焦三仙各10克。又服用10付，诸症消失。年后随访一切正常。

通过此例病案，我体会到医生临床治病，必须审证求因，认真仔细搞清楚疾病的来龙去脉，然后辨证论治，才能效如桴鼓。

逍遥散出自《太平惠民和剂局方》，治肝虚火旺，头疼目赤，口苦倦怠，烦渴，抑郁不乐，两胁作疼，寒热，小腹坠，妇女经水不调，脉弦而虚。功能：疏肝和营，调胃。因为肝性急善怒，其气上行则顺，下行则郁，郁则火动，而诸病丛生。

肝木之所以郁，其说有二，一为脾土虚不能生肝木，一为血少不能养肝。肝为木气，全赖土以滋培，水以灌溉。

此方用白术、茯苓助脾土以升肝木，当归、芍药荣血以养肝。薄荷解热，甘草和中，独柴胡一味，一以为厥阴之报使，一以升发助阳。加之牵正散（白附子、全蝎、僵蚕）祛风化痰通络，再加炒枳壳，制香附理气疏肝，则使肝气调达，经络已通，风邪也去，痰邪已化，故本病治愈，仅用月余即告捷。

家庭中医药2006年10月10期P31

水痘的中医防治

水痘是由外感时邪（即水痘带状疱疹病毒）而引起的一种急性呼吸道，急性发疹性传染性疾病。本病一年四季都可发生，冬春两季多见。儿童时期任何年龄皆可发病，1 ～ 4 岁为多，传染性很强，易散发流行。水痘一般预后良好，愈后不留瘢痕，患病后可获终身免疫。

一、诊断要点

有接触水痘病人史，初起见发热，流涕等风热证。

发热 1 ～ 2 日，从头面部发际至躯干、四肢出现红色丘疹，逐渐成椭圆形水痘。水痘透明，浆液澄清。顶尖圆没有痘脐，有瘙痒感，3 ～ 4 日后水痘干枯，结痂脱落。

痘疹呈向心性分布，头面躯干最多。丘疹、疱疹和结痂分批出现，出无渐次，此起彼落。在出疹期各类皮疹同时见于身体同一部位。

二、辨证要点

1. **形态**：疱浆清亮，微发热为风热外感。若疱疹有红色根脚，名赤痘。色紫暗浆液浑浊不透亮为湿热偏盛，名水痘。痘形大而稠密，色紫暗，疱浆浑浊伴壮热为邪传于里。

2. **全身症状**：本病为感受时毒外邪，初起一般症状与感冒相同，可发热可不发热，可有头痛，咳嗽流涕，不思饮食等症状。

三、治疗要点

水痘的治则为疏风清热，宣肺透邪。常用银翘散加减。

银花 10 克，连翘 10 克，竹叶 10 克，薄荷 3 克（后下），牛蒡子 10 克，桔梗 6 克，生甘草 6 克，荆芥 6 克，淡豆豉 6 克，芦根 15 克。水煎至 60 ～ 100 毫升，分 2 ～ 3 次服。

湿邪重加滑石 10 克；若壮热烦渴，大便干燥，小便黄浊，加黄连 1 克，黄芩 6 克，生石膏 30 克（先下），生地 10 克，丹皮 6 克，腊梅花 10 克；若疱疹破溃，表面污秽，疱液较多，加蒲公英 10 克，地丁 10 克。

中成药可以配合服用五粒回春丹，每次半瓶，日二次，以达宣肺透疹之功。

四、护理要点

1. 水痘的传染性很强，发现病儿应立即隔离，直至全部痘疹结痂脱落为止。

2. 在幼儿园、学校发现病人，除隔离患儿外，应将居室消毒通风，患儿用过的东西要煮沸消毒或暴晒。

3. 易感儿童接触水痘病人后，应观察一星期。

4. 身体娇弱的小孩，在接触水痘病人4日内可肌注胎盘球蛋白或成人血清。

5. 患病期间，勿抓破皮肤，以防感染。如已抓破感染，可涂10%龙胆紫或消炎膏。

6. 可用青黛散撒布敷于患处，或用麻油调敷，1日1～2次。

7. 患病期间，饮食宜营养清淡。

8. 痘疹未愈时，不宜洗浴。若洗浴宜用温水清洗健康部位。平时皮肤应保持卫生、干燥，防治湿渍成疮。

9. 做好口腔护理，注意病情变化，如有变证发生，应及时送医院治疗。

家庭中医药 2008 年第 3 期 P24

手足口病的中医防治

手足口病，又称为手足口病综合征，是一种常见急性发疹性传染病。任何年龄段儿童均可发病，但以5岁以下儿童最为常见，成人也可发病。大多数患者症状较轻微，主要表现为发热和手足口等部位出现皮疹和疱疹。多数患者经过5～7天就可自愈，少数患者可发生合并症，如心肌炎、肺炎、脑膜炎等重症。个别重症患儿病情进展迅速，易发生死亡。

手足口病主要是由柯萨奇病毒 A16(CA16) 和肠道病毒 71(EV71) 所引起，潜伏期为2～7天，病程为7～10天。目前尚无特效治疗药物。本病四季均可发病，但以夏秋二季为多见。它的传播方式较多，如空气飞沫传播，就是患者咽喉分泌物和唾液中的病毒通过空气飞沫传播造成传染。日常接触也可被传染，如接触到患者的唾液、疱疹液和被粪便污染过的生活用品等。经口感染一般为接触到被病毒污染过的食物、水源等。本病分布极为广泛，是一种全球性传染病。

手足口病，在中医文献中并无此病名记载，但清代《疫疹一得》中所提到的疹症状，与现代医学中的多种发疹性疾病症状相似，结合手足口病发疹的特点，应属于中医"疫疹"范畴。其发病为外感时邪，内蕴湿热所致。

一、诊断要点

多在夏秋二季发病。

有接触史：曾与手足口病患儿接触过。

皮疹是主要的确诊依据。主要是在口腔内颊部、舌、软颚、硬颚、口唇内侧、手足心或肘、腹、背、前阴及肛门周围，可见粟粒大小或呈绿豆大小的、周围绕以红晕的灰白色疱疹或丘疹。口腔内疱疹、丘疹破溃后可见小块溃疡，疼痛明显，其他部位的疱疹、丘疹可稍有疼痒感。

有咳嗽，流涕，拒食，口流涎沫等症状。

部分患儿出现壮热昏迷，喘咳气逆，痰声辘辘，抽搐，心慌心悸等合并心肌炎、肺炎、脑膜炎的症状。

二、治疗要点

治疗原则以清热解毒为主，结合病变症状佐以化湿凉血，宣肺定喘，平肝镇惊熄风等。

患儿初起发热或不发热，流涕、咽痛，继而口腔、手足心、后背及肘腋部出现疱疹或红色丘疹。疱疹少数个小，根底浅，稍有痒感。舌红苔薄黄，脉浮数。证属外感风热。治法：辛凉透表，清热解毒。处方为银翘散加减。

方剂：银花10克，连翘10克，板蓝根10克，桔梗6克，薄荷6克（后下），竹叶6克，生甘草6克，牛蒡子10克，鲜芦根30克，杏仁10克，蝉衣4克，生地10克，玄参10克，木通4克，黄芩10克，炙杷叶10克。每日1付，水煎服。若热重者加生石膏30克（先下），山栀6克；疹重者加犀角6克（先下），丹皮10克，白芍10克。

若见壮热、喘咳气逆等肺炎症状者加麻杏石甘汤。若出现脑炎、脑膜炎症状者加用清营汤和安宫牛黄丸。若出现心阳虚衰之危候，症见心悸气短，面色㿠白，呼吸困难，冷汗淋漓，四肢不温者，应温补心阳，固脱救逆。可用参附龙牡救逆汤频服。若出现合并症者，最好及时到医院进行中西医结合救治。

三、中成药

板蓝根颗粒：清热解毒。用于病毒性感冒，咽喉疼痛。每次 1 袋，日 3 次。

保元丹：清热解毒，解毒镇惊。每次 1 丸，日 2 ~ 3 次。

救急散：清热解毒，镇惊化痰透疹。每次 0.6 克，日 2 次。

导赤丹：清心脾之热。每次 1 丸，日 2 次。

五粒回春丹：清热解毒，透表发疹。每次每岁 1 粒，总量一次不超过 5 粒，日 2 次。

四、外治法

冰硼散：适用轻证，吹口腔，日 2 ~ 3 次。

锡类散：适用重症，吹口腔，日 2 ~ 3 次。

五、预防

手足口病传播途径较多，婴幼儿普遍易感，做好婴幼儿个人、家庭和幼儿园及学校的卫生整治是预防感染的关键。

让儿童养成饭前、便后洗手的习惯。

讲究饮食卫生，保护脾胃，不喝生水，不吃生冷食物，严防病从口入。饮食宜清淡，有营养，忌食辛辣、酸性等刺激性食物。

避免与患儿接触。

本病流行期间，不要带儿童到公共场所活动。

家长和老师在接触儿童前要洗手。

幼儿园和小学校要对儿童行晨检、午检，发现可疑儿童应及时带其到医院就诊，做到早发现、早诊断、早治疗、早隔离。

被病毒污染的用品及用具等，应立即消毒。患儿的排泄物应用3%漂白粉浸泡。

六、调护

生活管理：疱疹期宜安静休息，保证睡眠。

居室应保持空气新鲜，经常通风换气。

保持皮肤及口腔清洁，不要抓破疱疹。若疱疹已破，可涂龙胆紫药水。

疱疹期应进食流食或半流食。

家庭中医药 2008 年 6 月第 6 期

中医防治小儿感冒『妙招』

一、概述

小儿感冒是儿科临床最常见的疾病之一，为感受风邪所致。临床以发热、恶寒、流涕、打喷嚏、咳嗽为主要症状。一年四季均可发生，尤以冬春季节发病率最高，幼小和体质素虚的小儿容易发病。其证情多变，特点是夹痰、夹滞、夹惊等兼证的发生，这是小儿感冒与成人感冒所不同之处。中医感冒相当于西医的上呼吸道感染和流行性感冒。多种传染性疾病，如水痘、风疹、猩红热、百日咳、麻疹等初起症状同感冒，诊断时应加以区别。

二、小儿感冒为什么会夹痰、夹滞、夹惊

中医认为，肺为贮痰之器。小儿肺常不足，肺失宣降，气机不利，津液凝聚为痰，痰阻气道，以致咳嗽加重，喉中痰鸣，形成感冒夹痰。

小儿脾常不足，饮食不知自节，运化失司，以致乳食停滞不化，阻滞中焦，为感冒夹滞。

小儿神气怯弱，筋脉未盛，不耐高热，易出现热扰神明，一惊一乍，此为感冒夹惊。

三、小儿感冒治疗原则

原则以解表为主，偏风寒者解表散寒；偏风热者疏风清热；夹痰者宣肺化痰；夹滞者消食导滞；夹惊者平肝镇惊。

四、证治分类

1. 风寒感冒

发热、恶寒、无汗、头疼、口不渴、流鼻涕、咳嗽、喉痒、苔白、脉浮紧。
治以辛温解表，方用葱豉汤、荆防败毒散加减。

2. 风热感冒

发热重，恶风，有汗，流稠涕，打喷嚏，咳嗽有粘稠痰，口渴，苔薄黄，脉浮数。治以辛凉解表，方用银翘散或桑菊饮。热重者用银翘散，咳重者用桑菊饮。

3. 暑热感冒

高热无汗，头疼，身重困倦，胸闷泛呕，食欲不振，或腹泻，或鼻塞、流涕、咳嗽，舌红苔白腻，脉濡数。治以清暑解表，方用新加香薷饮。

五、兼证

1. 感冒夹痰

咳嗽较剧，喉中痰鸣。热痰者加桑白皮、前胡；寒痰者加苏子、半夏、陈皮。

2. 感冒夹滞

脘腹胀满，呕吐吞酸，不思饮食，大便酸臭，苔腻脉滑。治以解表消食，方用保和丸加减。

3. 感冒夹惊

惊惕啼叫，睡卧不安，一惊一乍。治以解表清热、平肝镇惊，方用牛黄抱龙丸。

六、常用中成药

风寒感冒者用小儿感冒冲剂，风热感冒者用板蓝根颗粒。发热重者用至圣保元丸，咳嗽重者用太和妙灵丹。

七、预防与调护

1. 平时应加强锻炼，尤其户外活动要多，以提高抗病能力。

2. 讲究卫生，常洗澡勤换衣，保持清洁。随气候变化增减衣被。冬春季节少到公共场所及人多地方，避免接触传染源。

3. 食醋含漱或熏蒸室内，均为预防之法。

4. 佩戴药物香囊法。

5. 患儿要多饮开水，多食新鲜水果、蔬菜。患病期间饮食宜清淡，吃易消化吸收的食物，以流食半流食为主，避免肥甘厚味的食品。

6. 发热患儿要注意控制体温，避免体温突然上升引起惊厥。高热患儿，应安静卧床休息，居室环境保持肃静。

家庭中医药 2009 年 2 月号 P26

小儿咳嗽的中医治疗与预防

一、咳嗽的概述

咳嗽是小儿肺系疾患中的一种常见症候，是咳与嗽的综合征。中医认为，有声无痰为咳，有痰无声为嗽，有声有痰为咳嗽。咳者有声伤肺，嗽者有物动脾，可见咳嗽是肺与脾的共病。咳嗽是由外感六淫与内伤饮食积滞等引起的，以肺气上逆作咳，进而动脾见嗽为特征表现的证候。

咳嗽一年四季均可发作，尤以冬春季最多，任何年龄皆可罹患，而年龄幼小者极易感之。体虚日久不愈者，可变生肺炎、哮喘等疾病。临床应与顿咳（百日咳）、喉风（急性喉炎）、肺炎喘嗽（小儿肺炎）、肺痨（肺结核）鉴别诊断。本病包括了西医以咳嗽为主要临床表现的急性气管炎等病。

二、小儿咳嗽的病因病机

小儿肌肤薄弱，卫外功能较差，又寒暖不能自调，难以适应外界的气候变化，易为六淫之邪所侵袭，且均可致肺气郁闭、宣肃之令不行而咳嗽。风为邪阳，化热最速，易于传里而出现痰热之象。

小儿脾常不足，消化功能薄弱，又饮食不知自节，食伤脾胃，水谷不能化生精微，酿成痰浊，上贮于肺，痰阻气道，肺气失宣而咳嗽，即"脾为生痰之源，肺为贮痰之器"。或有小儿肝气亢逆化火，木火刑金；或心经蕴热，日久化火，久炼津液为痰，阻碍肺气肃降而发生咳嗽。故《素问·咳论》说："五脏六腑皆令人咳，非独肺也。"

小儿先天不足，或肺气虚弱，久病可使气阴亏耗，肺失清润，肃降无权，而引发咳嗽。

总之，小儿咳嗽的病因有外感与内伤的不同，病位在肺，但与脾肝心肾等脏也有关，肺气肃降失调是发病的关键。

三、治疗原则

治则以宣统肺气、化痰止咳为主。有表证者宜疏散表邪，有里证者宜涤痰通腑，有燥热伤津者，应清肺润燥。

四、分型证治

（一）外感咳嗽

1. 风寒咳嗽

症状表现：咳嗽痰稀，打喷嚏，流涕，鼻塞，头身疼痛，恶寒无汗，苔薄白，脉浮紧有力。

治法：宣肺散寒、止咳化痰。

方药：金沸草汤（金沸草、前胡、荆芥、细辛、半夏、茯苓、甘草、生姜、大枣）。

2. 风热咳嗽

症状表现：咳嗽不爽，痰黄粘稠，口渴咽痛，鼻流浊涕，伴发热、头痛、恶风、汗出，舌质红苔薄黄，脉浮数。

治法：疏风清热、止咳化痰。

方药：桑菊饮（桑叶、菊花、薄荷、连翘、杏仁、桔梗、甘草、芦根）。

（二）内伤咳嗽

1. 伤食咳嗽

症状表现：咳嗽，呕吐痰涎，胸腹胀满，不思乳食，嗳腐吞酸，大便秘结，手足心热，睡眠不安，苔白腻或黄，脉沉滑。

治法：消食导滞、止咳化痰。

方药：曲麦二陈汤（神曲、麦芽、半夏、陈皮、茯苓、生甘草、枳实、黄连、杏仁）。

2. 肺热咳嗽

症状表现：咳嗽痰多，稠黏难咳，身热，舌红口干，口渴欲饮，烦躁不安，溲黄，便干，苔黄质红，脉数。

方药：清宁散（桑白皮、葶苈子、赤茯苓、车前子、黄芩、枇杷叶、炙甘草、生姜、大枣）。

3. 痰湿咳嗽

症状表现：咳嗽痰壅，色白而稀，胸闷纳呆，神疲困倦，苔白腻，脉滑而濡。

治法：健脾燥湿、理气化痰。

方药：二陈汤加减（陈皮、半夏、茯苓、甘草、苍术、白术）。

4. 阴虚咳嗽

症状表现：干咳无痰，不易咯出，口渴咽干，咳声嘶哑，舌红苔少津，脉细数。

治法：养阴清肺、润燥止咳。

方药：沙参麦冬汤加减（玉竹、生地黄、麦冬、北沙参、花粉、桑叶、炙百部、炙枇杷叶）。

5. 肺脾气虚咳嗽

症状表现：咳嗽无力，痰白清稀，食少便溏，自汗，少气懒言，面色㿠白，苔白质淡，脉细无力。

治法：补益脾肺、温化痰湿。

方药：六君子汤合玉屏风散（党参、白术、茯苓、甘草、半夏、陈皮、黄芪、防风、五味子）。

下面再推荐一些中成药，以方便家长选用：

药名	治法及用量	中医辨证及西医病名
儿童清肺丸	清肺化痰、止咳定喘	外感风寒咳嗽
	1 丸 / 次，2 次 / 日	（上呼吸道感染、气管炎、哮喘、百日咳、肺炎）
桑菊感冒片	清热散风、解表止咳	风热咳嗽
	1 片 / 次，2 次 / 日	（上呼吸道感染、气管炎初起）
妙灵丹（太和妙灵丹）	清热解表、止咳熄风	风热咳嗽
	1 丸 / 次，2 次 / 日	（上呼吸道感染、气管炎）
鹭鸶咯丸	宣解肺热、止咳化痰	顿咳
	1 丸 / 次，2 次 / 日	（百日咳、气管炎）
小儿至宝丸（至宝锭）	清热祛风、化痰导滞	伤食咳嗽
	1 丸 / 次，2 次 / 日	（上呼吸道感染、气管炎）

续表

药名	治法及用量	中医辨证及西医病名
小儿百寿丹（百寿丹）	清热散风、健脾消食	食滞内热引起的咳嗽、便秘、夜卧不安
	1 丸 / 次，2 次 / 日	（气管炎）
养阴清肺丸	养阴清肺、润肺止咳	阴虚肺热的干咳、痰中带血
	半丸 / 次，2 次 / 日	（慢性咽炎、喉炎、肺炎恢复期、肺结核）
二母宁嗽丸	清热化痰、宣肺止嗽	阴虚肺热，咳嗽痰盛
	半丸 / 次，2 次 / 日	（气管炎、轻症肺炎）
蛇胆陈皮散	清热化痰、止咳定喘	肺热痰盛、咳嗽气逆
	半瓶 / 次，2 次 / 日	（气管炎、肺炎、急性哮喘）

五、预防与调护

1. 预防

（1）小儿平时要注意锻炼身体，提高机体免疫力，避免外感以防咳。

（2）加强小儿的生活调理及饮食适宜，养成良好的生活习惯。

（3）尽量少带孩子到人较多的公共场所，以免接触患有呼吸道传染病的人。

2. 调护

（1）保持患儿室内空气新鲜，减少烟尘、异味的刺激，以免加重病情。

（2）患儿要食用营养丰富、易消化的食品，多吃蔬菜和水果，忌食辛辣。

（3）保证患儿的衣服可随天气寒热变化而增减，以免外邪再侵。

（4）咳嗽患儿要尽量保持心情安稳，减少过量的活动。

家庭中医药 2009 年 07 月号 P30

水痘和带状疱疹是"一种病"

本人在从医几十年的工作中，对水痘、带状疱疹病有一定认识。水痘是儿科常见出疹性传染病，带状疱疹是病毒性皮肤病，看似是两种毫不相关的疾病，其实它们是一种病。为什么这样说呢？让我们从以下几个方面来认识它。

一、从病原看

水痘和带状疱疹均是由水痘－带状疱疹病毒引起的疾病，因此有人说它们是"一根绳上的蚂蚱"，有人说是"一种病毒，两个伎俩"。在儿童期感染此病毒后，可出现水痘病，少数人也可呈现隐性感染而不表现水痘症状。此后，病毒会在体内长期潜伏下来而不出现发病状态。到成人后，若机体免疫力下降，如过度疲劳，经常熬夜，患有血液病、恶性肿瘤、艾滋病、某些传染病等，水痘带状病毒就会被激活，并迅速繁殖，继之引起神经病变，导致带状疱疹的发生。可见水痘与带状疱疹是由同一种病原体引起的疾病，只是发病年龄有别。

二、从传染性看

水痘是一种传染性极强的儿童期出疹性疾病，通过接触或飞沫传染。易感儿接触水痘患儿后，均可患病。而带状疱疹，以往没有提及传染性问题。所以笔者认为要说水痘和带状疱疹是一个病，传染性这一点是非常关键的问题。

根据近年来国内外临床观察，带状疱疹具有一定传染性。与带状疱疹患者有密切接触的婴幼儿、孕妇、免疫力低下的人群，和从来没有发生过水痘的人及没有接种过水痘疫苗的人，有被传染的可能。带状疱疹患者的水疱液中含有大量的病毒，对水痘－带状疱疹病毒无免疫力的儿童，接触疱液后可能会发生水痘。有带状疱疹的中老年人，还是应该避免与孙辈婴幼儿亲密接触。这样看来两者均有传染性。

三、从临床表现看

1. **典型水痘**：潜伏期为 2 周，前驱期仅一天，表现为发热、全身不适、食欲不振等。次日出现皮疹，初起于躯干部，继而扩展至面部，呈向心性分布。开始为红色斑丘疹，数小时后变成椭圆形小水疱，周围红晕。约 24 小时内水疱内容物变混浊，水疱易破溃，2～3 天迅速结痂。病后 3～5 天皮疹陆续分批出现，瘙痒感较重。由于皮疹演变过程快慢不一，故同一时间内，同一平面上，可见丘疹、疱疹、结痂 3 种形态不同的皮疹同时存在。皮疹脱痂后，一般不留瘢痕。水痘为自限性疾病，10 天左右可自愈，患者一般全身症状和皮疹均较轻。

2. **重症水痘**：一般多发生在白血病、淋巴瘤等恶性病或免疫功能受损病儿，会出现高烧及全身中毒症状。出疹后 1 周体温高达 40℃ 以上，皮疹融合形成大疱形疱疹或出血性皮疹，呈离心分布。

3. **先天性水痘**：母亲在妊娠期患水痘可累及胎儿。若在妊娠头 4 个月，则可能发生先天性水痘综合征。如母亲在产前 4 天以内患水痘，新生儿常于出生后 4 ~ 5 天发病，易形成播散性水痘，病死率为 25% ~ 30%。新生儿水痘的皮疹有时酷似带状疱疹的皮疹。

4. **带状疱疹**：部分患者出现疱疹前先有患部感觉过敏，或者神经痛、全身不适、食欲不振等，也可无任何不适而突然发病。

皮疹初起为皮肤发红，随之出现簇集成群的粟粒至绿豆大小红色丘疹，1 ~ 2 天内迅速演变成圆形水疱，水疱周围有红晕。第一周内，群集的疱疹沿神经近端向远端陆续出现，到躯干中线停止发展，排列成带，故名带状疱疹。各水疱群之间皮肤正常。数天后，疱液变混浊成脓，而后逐渐吸收，干涸结痂。

本病好发于肋间神经分布区和三叉神经。神经痛是本病特点，神经痛可于诊前出现，部分老年人在皮疹消退后可遗留顽固性神经痛。神经痛程度之轻重与患病部位及年龄有关，儿童痛轻、痒重，老年人疼痛较明显。带状疱疹有自限性，病程 2 ~ 3 周，愈后一般不复发。

从发病症状看，二者都有皮疹方面变化，这种变化均是以丘疹、疱疹、结痂三步发展，性质是一样的。水痘疱疹只限于表皮的棘状细胞层，带状疱疹病毒具亲神经性，有神经疼痛特点。

临床中患带状疱疹的人，绝大部分儿童时都患过水痘病。因此笔者认识到，同是一个人，儿童期患水痘，成人期或中老年时再患带状疱疹，只是时间不同、早晚不同，但病性是一致的。带状疱疹是水痘在成年期的诱发表现而已。

四、从治疗方面看

治疗水痘病的抗病毒药物首选阿昔洛韦（无环鸟苷），治疗越早越好，一般应在皮疹出现后 48 小时内开始用药，疗程 7 天或至无新的皮疹出现后 48 小时。口服阿昔洛韦 80 毫克（千克／天）对免疫健全的儿童水痘病例有一定的益处且无毒性，但只有在水痘发病后 24 小时内开始治疗才有效。早期使用 α - 干扰素能较快抑制皮疹发展，加速病情恢复。皮质激素对水痘病程有不利影响，可导致病毒播散，一般不宜用。

带状疱疹的治疗原则是，抗病毒，止痛，消炎，缩短病程，保护局部，防止继发感染。应用的抗病毒药物是口服阿昔洛韦0.2克，每日5次；或盐酸万乃洛韦0.3克，每日2次，饭前空腹服用，连服10天。干扰素、病毒灵可以配合使用。

从治疗用药上看，二者均用无环鸟苷类药，局部外用药也基本相同。

五、从护理预防方面看

水痘患儿在发热出疹期要卧床休息，给予足够的营养支持和水分供应，保证饮食合理。注意清洁皮肤，防止细菌继续感染。剪短指甲，避免因痒而抓伤皮疹引起感染。勤换内衣，衣服以棉质、宽松为好，不穿化纤衣服。居室要注意经常通风，保持空气清新，湿温度要适宜。

严格隔离。水痘患者是主要传染源，自水痘出疹前1～2天至皮疹干燥结痂时，均有传染性。水痘主要通过飞沫和直接接触传播，在近距离、短时内也可通过健康人间接传染。因此，对患者进行隔离十分重要。

对于瘙痒严重者，可用炉甘石洗剂止痒，也可服用扑尔敏等药物。皮疹已破溃可涂新霉素软膏等。若有弥漫性脓疱、蜂窝组织炎症等并发症时，需送医院诊治，以免延误病情。

在儿童期开展预防接种，防止水痘的发生还是很有必要的。水痘疫苗是一种减毒的活性病毒疫苗，接种后可起到很好的预防效果，保护率可达85%～95%，并可持续10年以上。对正在使用大剂量皮质激素、免疫功能受损、患有恶性病的人，以及孕妇和接触过患水痘母亲的新生儿，在接触水痘72小时内肌注水痘－带状疱疹免疫球蛋白125～625U/千克，可起到预防作用。

带状疱疹可以通过直接接触皮损及呼吸道传播，特别容易传染给没有注射过水痘疫苗的儿童。带状疱疹极少复发，也就是说一个人一生只得一次，而且经过治疗一般会恢复得比较好。

综上所述，笔者认为水痘和带状疱疹是一种病。

家庭中医药 2010 年 10 月第 10 期

补中益气汤治愈"睑废"一例

患儿田某某，男性，5岁。初诊日期：2004年3月23日

主诉：右侧眼睑下垂2个月。2004年1月开始发病，患儿总是用手揉右眼，1周后右眼睑下垂，眼裂变小，睁眼困难。到当地医院诊治，经新斯的明试验阳性，诊断为重症肌无力症眼肌型。院方建议患儿住院手术治疗，家长不同意，特来我院求治。

当时患儿右侧上眼睑下垂，上午轻，下午重，傍晚更重。面色萎黄，懒言倦怠，饮食欠佳，便溏溲可，疲劳试验（＋）。苔白质淡，脉象沉细无力。

辨证：脾胃虚弱，清阳不升，睑失荣养。

治法：补中益气，升举清阳。

处方：复力冲剂（补中益气汤加味）6盒，每次1袋，每日2次，饭后半小时温开水冲服。每月吃20天，停10天，下月再服，一连服用3个月。

二诊：2004年6月21日，服上药后1个月，病情明显好转，右眼睑下垂治愈，但过1个星期后，左眼睑下垂又出现了（图1，P131）。当时患儿咳嗽有痰，流清涕，家长要求吃中药汤剂治疗。我给患儿开了2张处方，一张是临时治疗风寒咳嗽、有痰流涕的儿童清肺口服液，清肺止咳化痰。每次1支，日2次。医嘱：先吃口服液治疗咳嗽感冒，感冒痊愈后，再服汤剂。

另一张处方，以补中益气汤加味，药用：党参10克，黄芪15克，白术10克，茯苓10克，升麻3克，柴胡10克，炙甘草6克，陈皮10克，当归10克，生姜6克，大枣3枚，葛根10克，五味子6克，制马钱子粉0.3克（分冲）。40付，水煎服，每日1剂，连服20天，停10天，下月再服。此方既能补中益气治睑废，又能益气治外邪，增加免疫力。

三诊：2004年8月18日。服上药后咳嗽流涕早已治愈，此后未再感冒，睑废诸症有所好转。因效不更方，原方又服60付，患儿未再来就诊。后托邻居带来治愈后的照片（图2，P131）。

今年2月份，该患儿家长来长途电话说，孩子眼睑下垂病治愈2年余，一直未犯，现已上小学。

补中益气汤出自李东垣《脾胃论》。治疗虚劳内伤，身热心烦，头疼恶寒，懒言恶食，脉洪大而虚。或四肢无力，不耐劳动，动即喘乏，以及气虚不能摄血，或

脱肛、胃下垂、子宫下垂、眼睑下垂等病证。功能：补中益气，升阳举陷。组成：黄芪、党参、白术、炙甘草、升麻、柴胡、陈皮、生姜、大枣、当归。

该患儿是脾胃气虚、清阳下陷，以及气虚而致摄纳无力所形成。小儿肝常有余，脾常不足，脾气虚弱，则气血化源不足，主司肌肉失职，眼肌失养，故废而不用。

中医五轮学说认为，眼睑为肉轮，为脾所主。脾虚清阳不升，眼睑废而不举。舌淡苔白、面色萎黄均为脾气不足之兆。综合辨证，该病为气血两虚，脾气不升，睑失荣养。方中黄芪益气为君，党参、白术、炙甘草健脾益气为臣，共收补中益气之功。配陈皮理气，当归补血均为佐药，升麻、柴胡升举下陷阳气，为补气中的使药。综合全方配伍，一是补气健脾以治气虚之本，一是升提下陷阳气，以求浊降清升。于是脾胃调和，水谷精气生化有源，气血充足，脾胃气旺，诸症可自愈，眼睑下垂可自复其位。加葛根鼓舞胃气上行，以助提肌，五味子有敛气作用。又加制马钱子粉，因其含番木鳖碱，能使脊髓、延髓、大脑皮层兴奋，从而增强骨骼肌紧张度，改善重症肌无力眼睑肌肉无力状态，使其恢复复位，故本例效果良好。

家庭中医药 2007 年第 7 期

进行性肌营养不良的证治分类

进行性肌营养不良属中医"痿证"范畴。中医认为其发病为先天不足，后天失养。病起于先天，病程中可涉及五脏，但以脾肾两虚为主。

"治痿独取阳明"是治疗本病的主要治疗原则。本病早期表现为脾肾两虚，但以脾虚为主。晚期脾肾极虚，以肾虚为主。具体治法：健脾补肾，益气养血，活血通络，强壮腰膝等等。

1. 脾肾两虚型

主症：四肢无力，以下肢为主，蹲下起立困难，步态不稳，或呈鸭步，易倾跌摔跤，登楼困难，腿肚增粗发硬，形体消瘦，胃纳减退，或肌肉萎缩，或足不任地，四肢不温，肘膝关节以下为甚，甚则肢体拘挛不伸，舌淡苔，脉象沉细无力。

治法：健脾补肾，益气养血，活血通络，强壮腰膝。

主方：复痿汤　黄芪、当归、赤芍、熟地各 10 克，桑寄生 30 克，制马钱粉 0.3 克（分 2 次冲服）。

2. 脾肾两虚兼痰湿内盛证

主症：形体肥胖，肌肉松弛，四肢痿软无力，行步呈鸭步，身重，活动受限，舌质肥大有齿痕，苔白腻或薄白，脉沉细滑。

治法：健脾补肾，燥湿化痰，活血通络。

主方：复痿汤和二陈汤加减。黄芪、当归、熟地、半夏、陈皮、茯苓、生草各10克，制马钱子粉0.3克（分二次冲服）。

3. 脾肾两虚兼肺气虚弱证

主症：咳嗽频作，痰白量多，食少脘闷，面色少华，少气懒言，身体虚弱，易患感冒，肌肉萎缩，倦怠无力，大便不实，行步不稳，易摔跤，下蹲困难，舌质淡，苔薄白，脉细缓。

治法：培土生金，补肾强腰膝。

主方：复痿汤和六君子汤合方。黄芪、党参、白术、茯苓各10克，生草6克，半夏、陈皮、当归、熟地各10克，制马钱子粉0.3克（分2次冲服）。

4. 脾肾两虚兼风痰阻络证

主症：四肢萎软无力，形体消瘦，容易摔跤，面无表情，闭目露睛，不能举眉，鼓腮、双唇前突，或口眼㖞斜，舌淡苔白，脉弦细。

治法：健脾补肾，祛风化痰通络。

主方：复痿汤合牵正散加减。白附子15克，全虫、僵蚕各6克，生黄芪、当归、熟地各10克，桑寄生30克，制马钱子粉0.3克（分两次冲服）。

5. 脾肾两虚兼气阴两亏证

主证：自汗盗汗，汗出如洗，行走不稳，步态艰难，状如鸭步，易摔跤，爬起费力，不能上楼梯，足后跟不能着地，肌肉消瘦，面色萎黄，无光泽，舌质红，薄黄苔，脉沉细数。

治法：益气养阴，健脾补肾。

主方：复痿汤合当归六黄汤加减。当归、生熟地、生黄芪各10克，黄连1克，黄柏3克，黄芩10克，桑寄生30克，制马钱子粉0.3克（分两次冲服）。

外治疗法：肉桂6克，丁香9克，草乌、川乌、乳香、没药各7.5克，红花、当归、赤芍、透骨草各15克。取上方药两料，烘干研细末，过筛加凡士林500克，搅拌后将药膏涂在布上或硬报纸上，药膏覆盖纱布两层，敷贴在两腿腓肠肌处，然后令患儿仰卧位睡，两小腿放在温水袋上加热，每日敷贴4～6小时。本方有活血化瘀的功能。

总之，症为无力，病在肌肉，关键是细胞，根本是基因（缺欠、突变）。

中国医药报 2000 年 2 月 24 日 传统医药

回药马钱子治疗重症肌无力眼肌型的神奇疗效

马钱子，又名番木鳖。在宋岘教授所著《回回药方考释》中写道，《回回药方》手抄本第141页6行中提到的"过儿吉"，即为马钱子、番木鳖。在《本草纲目·草部第十八卷之七·番木鳖》中记载，番木鳖即马钱子，番木鳖生回回国，今西土州诸处皆有之。蔓生，夏开黄花。七、八月结实如栝蒌，生青熟赤，亦如木鳖。其核小于木鳖而色白。其中明确说明马钱子来源于回回国，是名副其实的回药。下面结合几个临床医案具体来探讨马钱子的神奇功效。

例1，患儿田某某，男性，5岁，初诊日期：2004年3月23日。

主诉：右侧上眼睑下垂2个月。2004年1月15日起开始发病，患儿总是用手揉右眼，1周后右眼睑下垂，眼裂变小，睁眼困难，当时在当地医院诊治，经新斯的明试验阳性，诊断为重症肌无力眼肌型，院方要求住院手术治疗，家长不同意，故来我院求治。

当时患儿右侧上眼睑下垂，上午轻，下午重，傍晚更重，面色萎黄，懒言倦怠，饮食欠佳，便溏溲可，疲劳试验（+），苔白质淡，脉象沉细无力。

诊断：中医：睑废；西医：重症肌无力眼肌型。

辨证：脾胃虚弱，清阳不升，睑失荣养。

治法：补中益气，升举清阳。

处方：复力冲剂（补中益气汤加味）6盒，每次1袋，日2次，饭后半小时，温开水冲服，每月吃20天，停10天，下月再服，一连服用3个月。

二诊：2004年6月21日，服上药后一个月，病情明显好转，右眼睑下垂治愈，但过1个星期后，左眼睑下垂又出现了，如图1。当时患儿咳嗽有痰，流清涕等症状，家长要求吃中药汤剂治疗，我给患儿开2张处方，一张是临时治疗风寒咳嗽，有痰流涕的儿童清肺口服液1盒，每次1支，日二次，清肺止咳化痰。医嘱：先服口服液治疗咳嗽感冒，感冒好后，再服汤剂。

另一张处方，以补中益气汤加味，药用：党参10g，黄芪15g，白术10g，茯苓10g，升麻3g，柴胡10g，炙草6g，陈皮10g，当归10g，生姜6g，大枣3枚，葛根10g，五味子6g，制马钱子粉0.3g（分冲）。

40付，水煎服，每日一剂，早饭后、晚饭后半小时各一次。连服20天，停10天，下月再服。此方既能补中益气治睑废，又能增强免疫力。

三诊：2004年8月18日。服上药后咳嗽流涕早已治愈，从此未再感冒。睑废诸症有所好转，因效不更方，原方又服60付。患儿未再来就诊。

时至2005年11月份，患儿家乡邻居王某，患儿女性，经患儿田某某家长介绍来京找我治疗睑废时，给我带来田某某治愈的照片如图2。

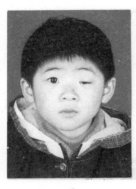 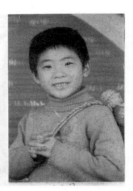

图1 　　　　　　　　　　　图2

2007年2月2日，田某某家长来长途电话，说孩子眼睑下垂病治愈2年余，一直未犯，现已上小学。

例2，患者王某某，女性，14岁。初诊日期：2005年11月2日。

主诉：双眼睑下垂1年半。

2004年8月无任何诱因两眼睑突然下垂，到当地医院就诊，新斯的明实验阳性，确诊为重症肌无力眼肌型。中西医药治疗一年，效果不好。经田某某家长介绍，慕名来院就治。

当时患儿两眼睑下垂，视物不清，成双影，眼睛干涩，上午轻，下午重。面色㿠白，饮食欠佳，大便不成形，小便可。月经初潮，经期不准，有时腰痛。苔白质淡，脉象沉细无力。如图1

诊断：中医：睑废；西医：重症肌无力眼肌型。

辨证：中气不足，气血两亏，睑失荣养。

治法：补中益气。

处方：补中益气汤加味：党参10g　黄芪30g　白术10g　茯苓30g　炙草6g　当归15g　白芍10g　赤芍10g　半夏10g　陈皮10g　升麻6g　柴胡6g　大枣

12g　葛根 15g　五味子 6g　淮山药 30g　制马钱子粉 0.3g（分冲）；80 付。

二诊日期：2006 年 5 月 15 日

服上药后，眼睑下垂有所好转。特别是右侧眼睑好转更明显。视物成双也减轻。饮食增加，大便正常。眼干涩减轻。精神好，气色也好转。原方继续服 80 付，制马钱子粉改为 0.4g 分冲。

三诊日期：2006 年 12 月 2 日

服上药后，左眼睑下垂已治愈。如图 2。

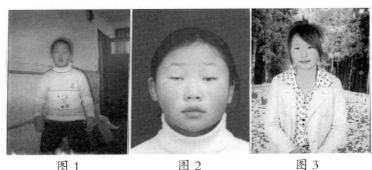

图 1　　　　　　　图 2　　　　　　　图 3

面色好转，饮食好，大便偏干。月经正常，有时仍腰痛。苔脉同前。原方加生地黄 10g、熟地黄 10g、泽泻 10g、山萸肉 10g、泽泻 10g、肉苁蓉 10g、制马钱子粉 0.5g 分冲。80 付。

以后继续服药。到 2009 年右眼下垂也已治愈。如图 3。

饮食正常，月经正常。2010 年已结婚，怀孕而停药。

例 3，患儿李某某，男，4.5 岁，初诊日期 2009 年 10 月 30 日。

主诉：双眼睑下垂 7 个月

现病史：2009 年 4 月初，因吐泻病后二天，先是右眼睑下垂，1 个月后左眼睑也下垂，至今已有七个月。病后患儿先后到北京儿童医院、协和医院作新斯的明试验阳性。即打新斯的明 0.75g 后，20 分钟眼皮确实抬起，5 分钟后又下垂了。肌电图结果：左面神经递减。脑干 MRI，胸腺，头 CT，ACHR 也都没有问题。诊断：重症肌无力（眼肌型）。服维生素 B1、B2，吃过 10 天，病情无变化，后服 XX 医院补中益气汤加减半年，效果不明显。故慕名到东直门医院就诊。

目前患儿双眼睑下垂，晨起轻，午后重，傍晚更重，面色发白，精神欠佳，头汗多，饮食尚可，大便略干，小便（−），苔白质淡水滑，脉象沉细无力。如图 1

证属：脾虚中气不足

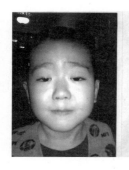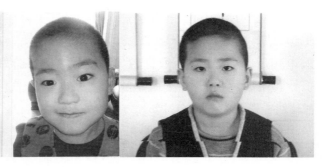

图 1　　　　　　　图 2　　　　　　　图 3

治法：补中益气，升阳举陷

方药：补中益气汤加味

处方：黄芪15g，党参10g，白术10g，炙甘草6g，升麻4g，柴胡10g，生姜6g，大枣10g，陈皮10g，当归15g，葛根10g，五味子4g，焦三仙各6g，制马钱子粉0.15g（分冲）。水煎服，每日一付，连服20天，停10天。下月再服。

二诊：2009年11月28日，服上药眼睑下垂变化不大，原方加浮小麦10g，白芍10g，以治汗多，制马钱子粉加到0.2g，分冲，又20付，服法同前。

三诊：2009年12月28日。服上药，汗出较前减轻，双眼睑下垂较前好转，双影减轻，原方加熟地10g，山萸肉10g，淮山药15g，茯苓10g，丹皮6g，泽泻6g，意在补肾，因复视中医认为肾虚阴亏所致，故以六味地黄丸以治肾虚阴亏，制马钱子粉加至0.3g，意在提高肌力。

四诊：2010年1月25日。双眼睑下垂已提起，双影基本消失，饮食二便睡眠均好，面色已红润，精神好转，有时仍有汗出，效不更方，原方继服20付。

五诊：2010年2月22，日服药后第17、18、19天时效果非常明显好转，停药后略差，但也比以前好得多，饮食、二便、睡眠均好，苔脉同前。原方修改如下：黄芪30g，党参15g，白术10g，炙甘草6g，升麻4g，柴胡10g，生姜6g，当归15g，陈皮10g，大枣10g，葛根15g，五味子4g，焦三仙各6g，浮小麦10g，白芍10g，熟地10g，山萸肉10g，淮山药15g，茯苓10g，丹皮6g，泽泻6g，制马钱子粉加到0.4g分冲，继服40付。

六诊：2010年4月19日。患儿面色红润，白中透红，精神好，神采奕奕，双眼睑下垂消失，眼睑全部抬起，目前没有不适。原方40付，以观后效。如图2。以后上方又服1年，效果如上，故此治愈。如图3。

例4，患者李某某，女，生于1993年6月5日

初诊日期：2012 年 10 月 15 日上午

主诉：右侧眼睑下垂 5 年余。

现病史：2008 年 9 月 9 日发现右眼上眼睑下垂。于 2009 年 6 月在 ×× 医院胸外科行胸腺摘除手术。右眼睑能提起但不稳固，如照片（见下页）所示。患者平时脾气急躁，常生气，视物重影，舌淡苔薄白，脉沉细无力。

西医诊断：重症肌无力（眼肌型）

中医诊断：痿症脾虚肝郁

治法：补中益气，疏肝解郁

方药：党参 20g　白术 10g　茯苓 10g　炙甘草 6g　当归 10g　炙黄芪 15g 生黄芪 15g　柴胡 15g　升麻 6g　陈皮 10g　葛根 15g　五味子 6g　栀子 6g　豆豉 10g　白芍 10g　炙香附 10g　郁金 10g　制马钱子粉 0.3g（分冲）

20 付，水煎服，日一剂。

二诊：2012 年 11 月 5 日上午。服药后右上眼睑可提起，病情好转。给予原草药方 40 副，继续观察。

三诊：2013 年 1 月 14 日上午。服药后右眼睑下垂明显好转，口腔内有溃疡面，给于原来草药方加生地 10g、通草 5g，60 付。继续观察。

四诊：2013 年 4 月 8 日。服药后右眼睑下垂症状基本消失，给于原来草药方加生地 10g，60 付。继续观察。

五诊：2013 年 10 月 14 日。继续巩固，给予原来草药方加清半夏 10g，60 付，继续观察。

六诊：2014 年 1 月 6 日上午。患者姐姐将患者治疗前后照片附上（如下）。患者基本治愈，给予原来草药方 80 付，以巩固疗效。

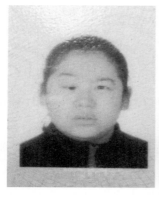 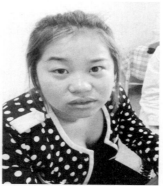

治疗前　　　　　　　　　　治疗后

讨论

重症肌无力（MG）属神经内科疾病，是神经肌肉接头处传导发生障碍。换句话说是神经－肌肉接头处突触后膜上乙酰胆碱受体的自身免疫性疾病。不是传染得来，也不会传染给他人。

重症肌无力症状的表现，常常从眼部开始；眼睑下垂和复视。其次，颅神经，咀嚼、吞咽、构音（说话）功能受损。还有上肢不能举起或后挽。下肢不能抬起或移步。最严重的出现呼吸困难，这就是重症肌无力的危象，可能造成死亡。重症肌无力的症状，往往是晨轻暮重。活动后加重，休息后减轻。临床分型如下：

1型（眼肌型），单纯眼外肌受累。

2型（全身型），其中2A（轻度全身型）除眼外肌以外，四肢肌群也受累。2B（中度全身型）除眼外肌，四肢肌群以外，有咀嚼、吞咽、构音（说话）困难。

3型（重度激进型），起病急，进展快，生活不能自理，半年内出现呼吸肌麻痹。

4型（迟发重症型），由1型逐渐扩展而加重，半年后呼吸麻痹。

5型（肌萎缩型），起病半年内出现肌萎缩。

重症肌无力发病率为50/10万。这种病至今仍是世界疑难病症之一。其病因、根治方法，都没有彻底解决。

重症肌无力这种病在中医药学中属于"痿证"，或"似痿非痿"，"似瘫非瘫"，其中眼肌型大多数学者认为属于"睑废"。《内经·痿论》指出"治痿独取阳明"。独字是指调节脾胃后天之重要。另一意思是指阳明胃经。"各补其荣而通其俞，调其虚实，和其顺逆。"

补中益气汤出自李东垣《脾胃论》。治疗虚劳内伤，身热心烦，头疼恶寒，懒言恶食，脉洪大而虚。或四肢无力，不耐劳动，动则喘乏以及气虚不能摄血，或脱肛，胃下垂，子宫下垂，眼睑下垂等病症。

功能：补中益气，升阳举陷。

组成：黄芪，党参，白术，升麻，柴胡，陈皮，当归，炙甘草，生姜，大枣。

患儿田某某是典型的脾胃虚弱，中气不足。故用补中益气汤加制马钱子粉。临床效果很好。

患儿王某某由于病程较长，治疗时间也长，同时患儿因视物双影，眼睛干涩等，是属于肾阴不足故加用六味地黄丸、肉苁蓉等。故脾肾两补。脾足气血两旺，肾足视物清晰，阴影消失。一年后左眼眼皮提起，三年后右眼也提起。效果较好。

患儿李某某 4.5 岁因先患急性胃肠炎，吐泻病后 2 天发现睑废之病，说明患儿是脾胃气虚，升降失调，脾不升胃不降，胃不降反升故呕吐，脾不升反降故大便泄泻，故使后天脾胃气血生化之源不足，脾主肌肉失职，眼睑失养故废而不用。

患者李某某女性平时易生气。脾气急燥。证属脾虚肝亢，治疗补脾疏肝解郁并用。方宗补中益气汤加丹栀逍遥散同用。共服 280 付治愈。

中医五轮学说认为，眼睑为肉轮，为脾所主。脾虚清阳不升，眼睑废而不举，舌淡苔白水滑，面色发白，脉沉细无力，均为脾气不足之象。综合辨证，该病为气血两虚，脾气不升，睑失荣养。方中黄芪益气为君，党参、白术、炙甘草健脾益气为臣，共收补中益气之功。配陈皮理气，当归补血均为佐药，升麻、柴胡升举下陷阳气为补气中的佐药，综合全方配伍，一是补气健脾以治气虚之本，一是升提下陷阳气，以求浊降清升，于是脾胃调和，水谷精气生化有源，气血充足，脾胃气旺，诸症可治愈，眼睑下垂可自复其位。加葛根鼓舞胃气上行，又有生津作用，助提作用，五味子有敛气养阴作用。加制马钱子粉，因其含番木鳖碱，能使脊髓、延髓、大脑皮层兴奋，从而增强骨骼肌紧张度，改善重症肌无力病眼睑无力状态，使其恢复原位。因患儿复视明显，中医认为是肾虚阴亏所致，故加熟地、山萸肉、淮山药、茯苓、丹皮、泽泻、六味地黄丸，以补肾阴之不足，因患儿有盗汗加浮小麦、白芍，以止汗。总之本例，辨证正确，用药恰当，药到病除，效果良好。

首届回医药学术交流大会【2013.北京】论文集 P122

2014 年 2 月 增改

治疗进行性肌营养不良症的功能锻炼方法

沙海汶教授潜心研究、治疗"进行性肌营养不良症"达三十多年，积累了较为丰富的案例、经验和理论。并总结出一套有助"进行性肌营养不良症"患者功能恢复的锻炼方法。现将相关的治疗图片摘选分类如下：

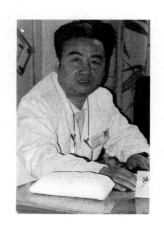

1. 每周功能锻炼安排

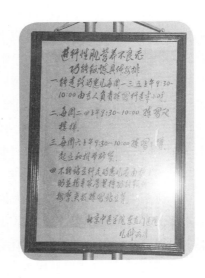

2. 夹板辅助治疗

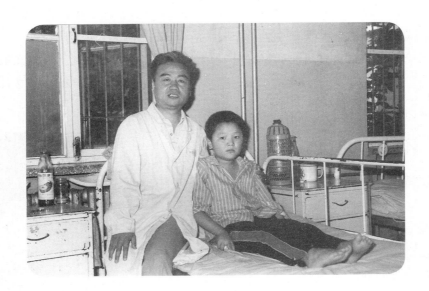

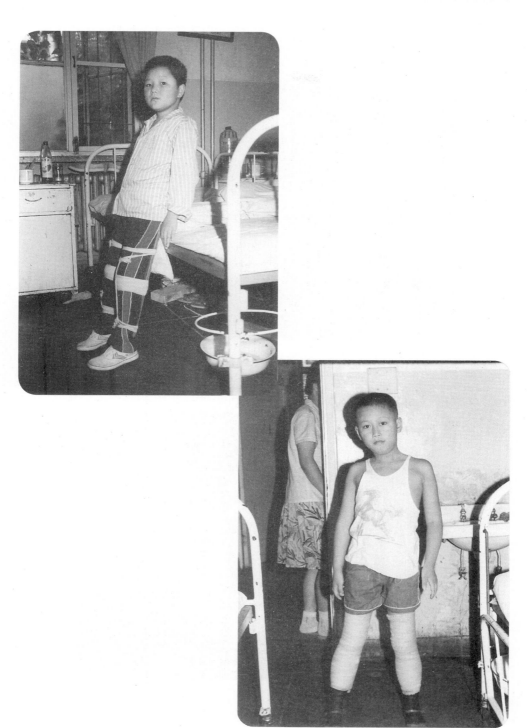

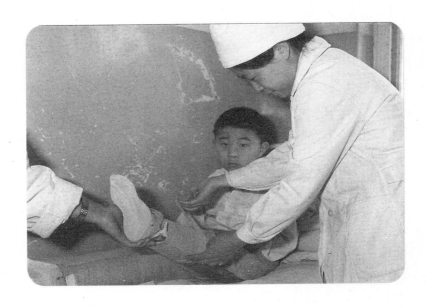

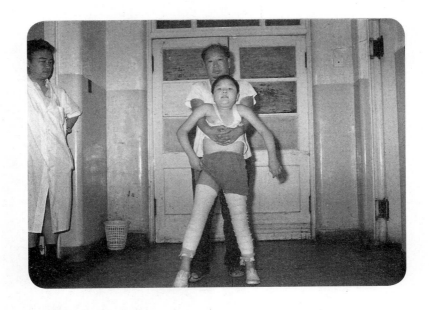

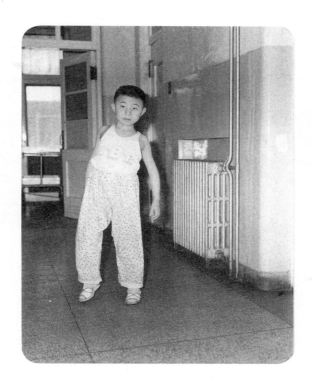

3. 爬楼梯练习

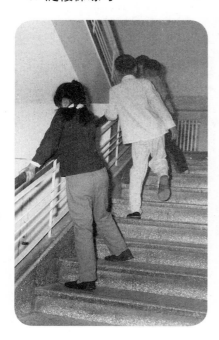 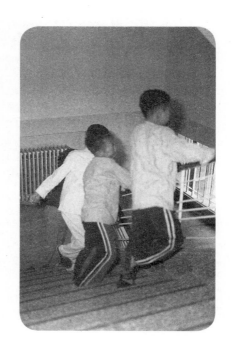

4. 行走练习

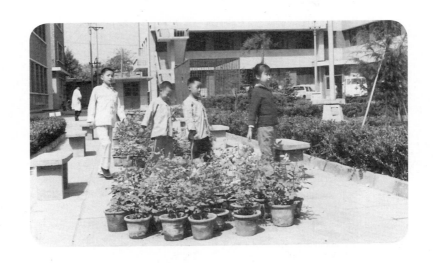

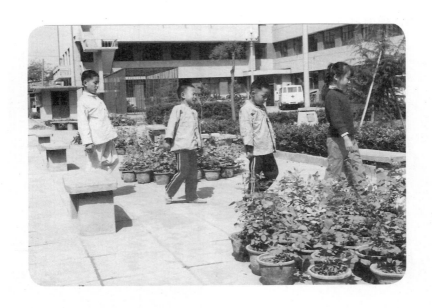

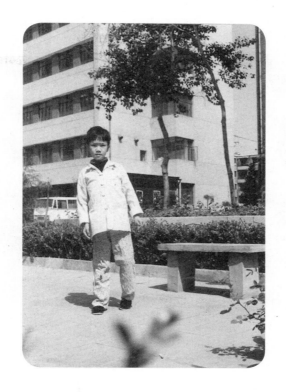

5. 举重物练习

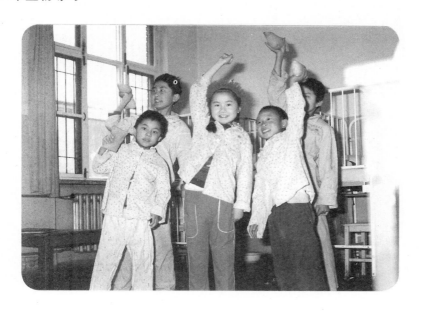

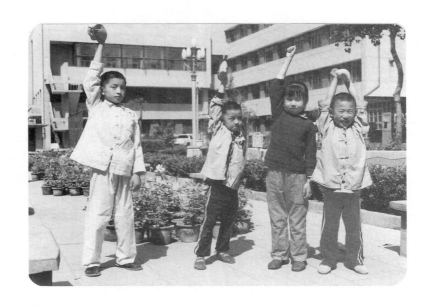

6. 蹲起练习

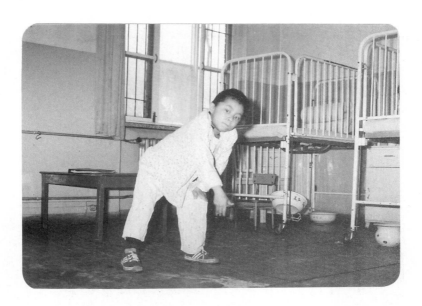

7. 按摩治疗

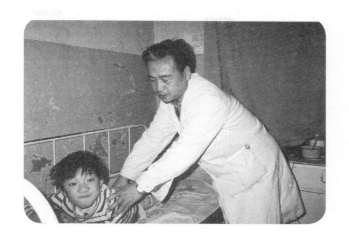

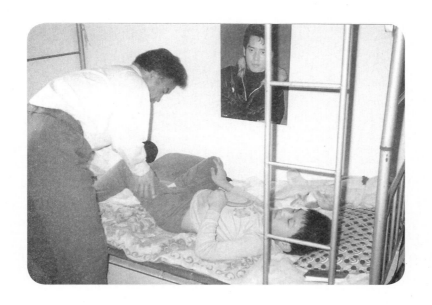

第二部分　医话医讯

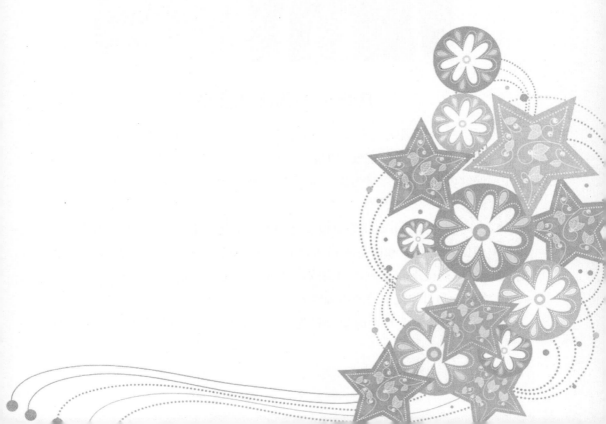

医疗信息

为缓和北京市儿童看病难，北京中医学会在灯市口医院开设了北京儿科专家门诊部。他们聘请首都六大名医轮流就诊，其中有专治痿证的沙海汶；治血液病、心血管病的宋祚民；治呼吸道疾病的藤宣光、刘韵远；治急性、热性病的赵世生；治消化、肝炎病的陈中瑞。几位老先生平均医龄在 30 年以上，他们都非常热心为儿童健康事业服务。门诊在每周的星期日与星期五下午，地址在王府井大街柏树胡同内。

工人日报 1985 年 3 月 26 日

（宓乃竑）

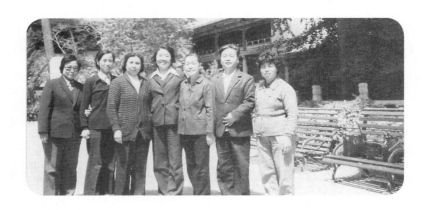

庆祝六一国际儿童节

为了庆祝六一国际儿童节，首都各界于 5 月 26 日和 6 月 1 日组织了多种多样的咨询服务活动，我党东城、西城、宣武、崇文四个区工委和丰台医院支部组织了儿童保健咨询服务站，部分医务界成员参加了市妇联、中医学会和我党组织的咨询活动。

5 月 26 日上午，市妇联等单位在劳动人民文化宫举行了大规模的庆祝活动。我党中西医各科专家和医务人员宋鸿钊、刘弼臣、刘韵远、王敏智、索颖、沈方杞、沈毓贞、刘葆真、沙海汶、王宋娟、沈致瑰等同志参加了妇幼保健、儿童常见病、儿童厌食和口腔疾病等的咨询服务。

6 月 1 日上午，北京中医学会和我党联合在中山公园内举办儿童健康咨询服务站。我党名老中医冯泉福、刘韵远、王智敏、陈中瑞、王应麟、沙海汶等同志参加了咨询活动。中医学会负责任人、名老中医关幼波、陈彤云等也都参加。

中国农工民主党北京市委员会　1985.6.18

农工党京讯 5 期（总第 28 期）

市妇联家庭教育会和我党妇委会
举办长期儿童保健教育咨询活动

从 1984 年 8 月以来，市妇联、市家庭教育委员会和我党妇委会等六单位每周三上午在中山公园计划生育中心举办儿童保健，教育咨询活动，受到广大家长的热烈欢迎。

参加这一活动的我党专家有儿科专家北京医学院教授袁承文、市儿童医院中医科副主任医师王敏智、中医学院儿科教授刘弼臣、宣武区妇幼保健院儿科主任王文考、东直门医院儿科主治医师沙海汶、中日友好医院中医主治医师刘葆真，以及王有虞、赵学志、沈致瑰、王宋娟、刘凤阳、杨佳等同志。

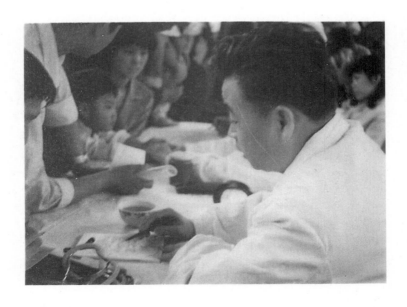

农工党京讯 5 期（总第 28 期）

中医学院支部支教成绩显著

我党中医学院支部自去年 5 月份以来，每月两次到怀柔县中医医院讲学和义诊，一年来坚持不懈，共讲学四十次，门诊看病达二千五百多人次。

怀柔县中医医院去年五月开始门诊，由于组织时间短、经验不足、业务水平也不高，特邀请我党中医学院支部帮助他们培养人才、开展工作。这项活动得到了中医学院领导大力支持和帮助。在我党专家教授的言传身教下，该院的医务人员的医疗技术有了明显的进步，诊断正确率达到了 96.3％，治愈好转率达到 99.2％。

该支部专家教授的医德高尚和医术精湛，给怀柔人民留下了深刻的印象。4 月 23 日怀柔人民政府赠给他们一面绣着"肝胆相照，无私援助，医德高尚，造福怀柔"的锦旗，表彰他们的功绩。中医学院支部党员共有十三人，他们是：刘渡舟、赵绍琴、刘弼臣、李庚韶、袁立人、郭荫楠、沙海汶、朱勉生、马东峻、韩平、杜玉堂、邓振明。

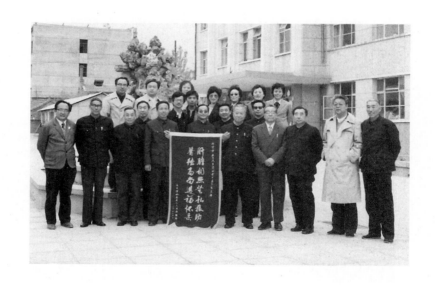

农工党京讯 5 期（总第 28 期）

市政协和我党等举办援助非洲灾民义捐门诊

近几年来，非洲大地连年干旱，赤地千里，埃塞俄比亚等国三千五百万灾民衣食无着，处境悲惨。为了援助非洲灾民，北京市政协和市民革、市民盟、市台盟等党派于5月5日联合举办名中医援救非洲灾民义捐门诊。门诊收入通过中国红十字会转交非洲有关当局。义诊活动在南河沿市政协机关内进行。参加义诊的名老中医多为我党党员，并经我党联系，特邀著名中医董建华、关幼波、路志正、焦树德、方和谦等同志参加。参加义诊的我党各科中医有：刘渡舟、王伯

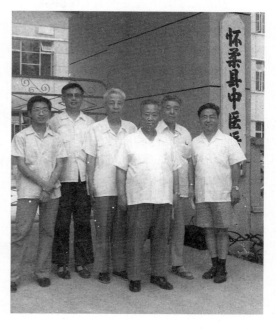

岳、耿鉴庭、赵绍琴、董德懋、李介鸣、刘弼臣、谢海洲、李鸿祥、苏宝铭、屠金城、郝香圃、张秀琴、武竹年、吴振国、王敏智、杨子谦、刘韵远、吉良辰、冷方南、曲溥泉、张家琪、庞承泽、索延昌、赵永昌、王应麟、吴琪、刘钟奇、高桂霖、施小墨、祁宝玉、陈大佑、李庚韶、沙海汶、赵学志等同志。前往就诊的群众很多，各科共挂号五百三十多人次。

农工党京讯5期（总第28期）

我党医学专家赴武警部队驻地
为指战员和南苑地区群众义诊

应武警北京总队11支队的邀请，我党组织了部分中西医专家，于6月8日上午到部队驻地为指战员和他们的家属及南苑地区的群众义务门诊。义务所得收入，将购买图书捐赠给团河农场的失足青少年，以帮助他们提高政治认识水平。

八时半，义诊队伍到达部队驻地，受到部队领导的热烈欢迎和热情接待，门

前高挂着醒目的横幅标语："热烈欢迎农工党医学专家来我处义诊。"

参加义诊的中医专家有：祝湛予、李介鸣、董德懋、赵绍琴、李鸣祥、谢海洲、曲溥泉、贺普仁、张秀琴、吴振国、刘钟奇、索延昌、沙海汶、刘葆真；西医专家有：范少泉、汪延龄、薛君武、王家壁、吴铁镛、韩殿良、曹逢起。

就诊的患者两三天前就挂好了预约号，义诊队伍到达时，卫生队门前已挤满了人。求治的多是慕名而来的一些疑难病、长期病患者。参加义诊的同志一下车，马上进入诊室做准备，紧接着开始诊疗。六月天气很热，同志们忙得都顾不上喝水。这次义诊共诊治患者三百多人。

北京电视台、健康报、光明日报、武警总队电视报道组的记者采访了义诊现场。北京电视台播放了义诊现场，健康报队义诊情况作了报道。

农工党京讯 5 期（总第 28 期）

关于治疗进行性肌营养不良症的答复

6月9日《健康报》第三版刊登我写的《关于进行性肌营养不良症的中医治疗》一文后，收到全国各省市的群众来信数百封，向我提出了不少疑问，现借《健康报》一角作一答复。

本症以渐进性肌肉无力和萎缩为主要表现，常无关节、肌肉疼痛感觉，属于中医痿证范畴。其病因主要与脾肾两脏关系最为密切。本症的治疗原则，《内经·痿论篇》说："治痿独取阳明。"所谓阳明，一是指脾胃，二是指手、足阳明二经。因此治法一是采取补益后天脾胃，二是指用针刺手足阳明经的穴位。

我对此症的治疗方案，以服用"马钱复痿灵冲剂"为主，配合针灸、按摩。服药方法是，每次二分之一袋，日两次，温开水冲服，连服二十天。停 5 ~ 10 天后再服，但药量加倍。针刺穴位有：肩髃、曲池、外关、合谷、髀关、伏兔、足三里、阴陵泉、阳陵泉、三阴交等。按摩是在四肢患侧用按揉、捏拿、点按等法治疗，穴位同上。针灸与按摩交替进行，每周各三次。此外，还应进行功能锻炼。

需要说明的是，凡是明确诊断为"进行性肌营养不良症"的患者，方能服用我在6月9日《健康报》发表的处方，但必须在医生指导下进行，并要加服炮制加工的马钱子粉，不煎，分冲，从最小量开始，逐渐加大剂量。只要用量、服法得当，非但不会中毒，反而有效。此外，来信中提到许多疾病，如脊髓性进行性肌萎缩、侧索硬化症，多发性神经根炎，小儿麻痹后遗症等，都是运动神经元病，是以神经系统改变为主的病变，与本症肌原性肌病不同，不能混淆。我院儿科每星期一上午为"进行性肌营养不良症"的专科门诊时间，但不办理"马钱复痿灵冲剂"的邮寄业务，请患者原谅。

健康报 1985 年 10 月 27 日

《颅囟经》与《小儿药证直诀》

我国现存最早的儿科专著是《颅囟经》还是《小儿药证直诀》？这一问题，各书说法不一，故有必要说明。

早在公元三世纪，《颅囟经》就已流传。在晋隋的医学著作中，每多引证。晋代王叔和在《张仲景方论序》中说："卫汛（一说作卫沈）受业于张机，……撰《小儿颅囟经》之卷行世，名著当时"。隋·巢元方在《诸病源候论》中云："中古有巫才，始至《颅囟经》，以占夭寿，判疾病生死，世所相传，有小儿方焉"。可见《颅囟经》著者，有巫方和卫汛二说，其时间都在晋代以前。

然据现存的该书内容来看，则著者与成书年代尚有商榷的必要。如《颅囟经》一书的方剂中，有豆蔻一药，肉豆蔻唐代才从南洋群岛、印度等地传入中国，始见于唐《新修本草》。又如在治疳、痢的方剂中，还有阿魏、龙脑、诃黎勒等药，这些药物又均是唐代才传入的外国药品。据此不难测知，原来巫方和卫汛的《小儿颅囟经》早已失传。今传本，乃以明朝《永乐大典》辑出，何人所撰不详。颅为首骨，囟为脑盖。因小儿出生，颅囟未合，证治各别，故取名为《颅囟经》。《颅囟经》论述了幼儿脉法以及小儿常见的惊、痫、疳、痢、丹毒等疾病的症状诊治的药方，内容较为简略，后北宋名医钱乙（约 1032~1113）吸收其成果，约在大观六年（1107 年）撰成《小儿药证直诀》一书，内容更为充实。由此可见，《颅囟经》早于《小儿药证直诀》，故现存我国最早的儿科专著是《颅囟经》是正确答案，也是绝大多数学者的意见。若力求更为准确，我同意张文玲同志《我国古籍之最》一书中的观点，即我国现存最早的儿科专著是《颅囟经》，最早以原本形式流传下来的儿科专书，是北宋·钱乙撰的《小儿药证直诀》。

健康报 1987 年　试题辅导　第 36 题
传统医药第三十六期

中医药可治进行性肌营养不良

本报讯：北京中医学院最近召开中医中药治疗进行性肌营养不良症临床研究鉴定会。会上，该院儿科副主任医师沙海汶代表科研小儿组作了"中医中药治疗进行性肌营养不良症 75 例临床初步研究"报告，用大量病例与数据科学地论证了中医中药治疗本症是有效的，其显效 40 例，占 53%，有效 20 例，占 27%，总有效率为 80%。

与会专家认为，进行性肌营养不良症是一种疑难大症，但又并非罕见，目前医务界尚无特效疗法。

专家指出，北京中医学院东直门医院儿科 1985 年至 1986 年运用中医中药，通过对 75 例患者的临床观察，取得 80% 近期疗效的成果是可喜的，其设计思想，研究方法符合中医理法方药规律，所拟定的科研诊断，疗效评定标准有一定的学术价值。

健康报 1987 年 4 月 25 日第 3 版

残疾儿童的福音——中医治疗
小儿痿证总有效率为 80%

本报记者：张云翔报道：

被世界公认为顽症而不可治愈的"小儿痿症"，现已取得可喜的治疗效果，截至目前为止，已为 200 名痿证儿童实施了中医治疗，总有效率为 80%。

该科研项目是国家的"七五"攻关项目，研究该项科研项目的是北京中医学院副主任医师沙海汶科研小组。他们从 1974 年开始对此病的治疗尝试，通过 10 多年的临床实践，在国内国际尚无治愈此病的前提下，他们开设了专科门诊并整理了一套护理常规和功能锻炼记录表，制定了诊断标准和疗效评定标准。赵朴初还专门为该科研小组出版的《小儿痿证》一书题写了书名。

该病患者主要是 3 至 10 岁的儿童，并男性多于女性，其症状是四肢无力，不能站立，不能行走。北京广播电台报道以后，他们陆续接到全国各地近千名残疾儿童家长的来信，其中还有 4 个国家和香港的 5 位患儿家长，他们纷纷要求前来诊治。

社会保障报 1988 年 2 月 19 日第 2 版

北京中医学会儿科专家门诊开业

本报讯　北京中医学会组织儿科专家门诊在灯市口医院开业。参加门诊医生由北京几大医院的副主任医师以上者组成，对治疗儿童常见病、多发病及不同疑难病症均有专长。

灯市口医院位于东城区灯市口柏树胡同内，儿科专家门诊除星期六外均可挂号就医。

北京晚报 1988 年 4 月 7 日

小儿肺热咳喘冲剂治疗小儿呼吸道感染效果显著

本报讯：治疗肺热咳喘型小儿呼吸道感染疗效显著的小儿肺热咳喘冲剂，是中国中医研究院中药研究所与河北省兴隆制药厂等单位协作研究的儿科新药。经中国中医研究院广安门医院、北京中医学院东直门医院等 5 个医疗单位临床观察 300 例，总有效率为 97.3%。

小儿肺热咳喘冲剂，是根据中国中医研究院儿科专家赵心波治疗肺胃热盛型肺炎的验方，即麻杏石甘汤、白虎汤、银翘散三方化裁加减研制成的，具有清热解毒、宣肺、止咳、平喘、退热之功能。制成的冲剂，复经临床治疗小儿肺热咳喘数百例，其中包括常见的上呼吸道感染、支气管炎、喘息性气管炎、支气管肺炎等均证实有显效。（陈曙光）

光明日报 1988 年 5 月 8 日

贵报传福音　大夫治顽疾

编辑同志：

去年，我在《社会保障报》上看到"中医治疗小儿痿证总有效率为 80% 以上"的报道。

文中谈的病症与我独生儿子的病况基本相符，于是，我慕名来到北京中医学院东直门医院。在此之前，我曾带孩子跑了好多家中医大医院，都说是不治之症。当时，小儿走路不稳，经常摔跤，爬起费力，如此严重的病状，经沙海汶大夫用中医疗法，精心治疗 7 个月，病情大有好转了，我们全家人都高兴极了。我万分感谢贵报给我们送来的福音，感谢沙大夫的热情接待和精心治疗，也想通过贵报再次宣传沙大夫对"进行性肌营养不良症"的精湛治疗技术，使更多的患者得到康复。

河北石家庄师范专科学校　张玉杰

社会保障报　1989 年

关于"原发性血小板减少性紫癜"

编辑同志：

我 4 岁的女儿经医院检查确诊为血小板减少性紫癜。请问此病由什么原因引起？用什么药物疗效较好？

湖北荆门市　熊侃

编辑同志：

我今年 28 岁，两年前患"原发性血小板减少性紫癜一症。望告之应少服或禁服哪些药物？怎样护理和治疗？

辽宁　赵德纯

熊侃、赵德纯二位同志：

原发性血小板减少性紫癜多发于儿童及青年。本病的病因及发病机制至今尚未完全弄清，可能与自身免疫有关。

本病分急、慢性两型。急性型常见于儿童；慢性型多见于青年，尤以女性为多。发病前 1～2 周常有感冒或其它病毒感染史。病人多因皮肤有出血点或鼻出血，或大小便带血而就诊。颅内、脊髓或脑膜出血较少见，如发生则有生命危险。患者如头痛或呕吐，要警惕颅内出血的可能性。多数患者经积极治疗，数周后病情可逐渐缓解或痊愈，少数人则迁延半月以至半年以上，转为慢性型。

本病急性发作时，应让患者卧床休息，避免外伤，积极控制感染，并采取局部止血等对症治疗方法。慢性患者，如出血不重或缓解期均不需特殊治疗，但应预防呼吸道感染。

中医认为紫癜属血分病，临床分为血热及气虚血虚两型。

血热型：起病急，斑色鲜红，多伴见心烦、口渴、便秘等症状。一般采取清热解毒、凉血止血之法。用犀角地黄汤加味。主要药物有：犀角、生地、赤芍、丹皮。鼻出血者，加炒山栀、白茅根，尿血者可加大小蓟。

气虚血虚型：多是久病不愈，反复出血。伴面色苍黄、神疲乏力、头晕、心慌等症状。治疗宜益气摄血，可用归脾汤加减。主要药物有：党参、茯苓、白术、甘草、黄芪、当归、远志、酸枣仁、龙眼肉、木香、生姜、大枣等。

血小板减少性紫癜的护理也很重要。患者应正确对待疾病，消除紧张情绪，积极配合医生治疗。平时要注意预防感冒、扁桃体炎等上呼吸道感染。另外不要滥用药物。临床上容易引起血小板减少症的常用药物有：头孢菌素、奎宁、对氨抑酸纳、利血平、阿司匹林等。如使用这些药物一定要在医生指导下进行。

这里介绍两种方法供患者自我治疗使用：

（1）中药栀子10克，蛋黄2个。先将鸡蛋煮熟，用熟蛋黄同栀子一起水煎内服。此法适用于血热型患者。

（2）红枣每次10个，蒸服，每日3次。或每次一斤煎汤，连枣肉带汤，分数次服食。

北京中医学院东直门医院　解英　沙海汶

健康咨询报——中医中药传统医学 1989年4月8日（3版）

中医防治痄腮

痄腮是由风温时毒引起的急性呼吸道传染病。本病全年都可发生，但以冬春多见，散在为主，亦可引起流行。发病年龄以5～9岁小儿多见，6个月以下婴儿很少发病。病情轻重比较悬殊，轻者仅见痄腮，患儿无所苦，重者可见昏迷、痉厥等证。有些儿童可并

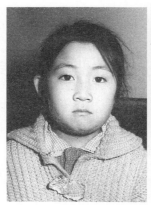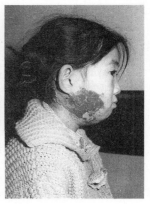

痄腮病例

发睾丸肿痛等症。与现代医学所称的流行性腮腺炎相同。

症状：潜伏期 14 ~ 21 天，有痄腮接触史；起病有热或无热，一侧或双侧腮腺非化脓性肿胀，特点以耳垂为中心，表面不红，肿胀腮腺边缘不清，触诊有弹力感，局部有些发硬，肿痛或压痛不剧，张口咀嚼时局部肿胀加剧，两颊内腮腺管口可见红肿。舌下腺，颌下腺可同时肿大。或有头晕呕吐，谵语，睾丸肿痛；舌苔黄腻质红。脉象：浮数、弦数。大便干燥、溲黄。

治疗：疏风清热、消肿止痛解毒。

方药：普济消毒饮加减：银花 10 克，连翘 10 克，板蓝根 15 克，赤芍 6 克，生地 10 克，黄芩 6 克，生石膏 30 克（先煎），公英 10 克，地丁 10 克，水煎 60 ~ 100 毫升，分 2 ~ 3 次服。

若合并睾丸红肿痛者，加橘核 10 克，荔枝核 10 克，茴香 10 克，川楝子 6 克；若呕吐者加姜竹茹 10 克，半夏 6 克，陈皮 6 克；咽红者加牛蒡子 10 克，马勃 6 克，儿茶 6 克，桔梗 6 克，锦灯笼 10 克；若腮腺坚硬者加海藻 10 克，昆布 10 克，夏枯草 10 克。若邪毒内陷心肝者见嗜睡昏迷，抽搐者加钩藤 15 克，菊花 10 克，石决明 30 克（先下），还可配紫雪散，每次半瓶，必要时再服。

防护：（1）发现痄腮患儿应及时隔离治疗，至腮腺肿结消退 5 天左右。流行期间，小学和托幼机构，应经常检查儿童腮部，存可疑者及时隔离观察。

（2）有接触史的易患儿童，可每日用板蓝根 15 ~ 30 克，煎汤频服，或用板蓝根冲剂，每次一袋，日三次，连服 3 ~ 5 天。

（3）发热期间，应卧床休息，禁食肥腻荤腥，辛辣和刺激性食品，不吃酸物及硬食，以流质或半流质食品为宜。

中国中医药报 1989 年 4 月 24 日　三版

中医谈进行性肌营养不良症的防与治

作者小传 沙海汶，男性，回族，农工党员，北京市人。生于 1939 年 2 月 2 日。1965 年毕业于北京中医学院中医系本科班。毕业后分配到附属东直门医院儿科工作。现任北京中医学院副教授，副主任医师。

擅长治疗小儿痿证，多汗症，多动症等小儿疑难病。特别是对至今被全世界公认为不治之症的进行性肌营养不良症，进行了多年的研究和临床诊治，已经摸索出一套采用内服中药，配合功能锻炼治疗方法。此项研究已中标为国家中医药管理局"七五"攻关的重要课题。目前正在进一步做中药疗效深度试验，预计不久将制出一种专治进行性肌营养不良症的特效新药，将为患儿带来福音。

进行性肌营养不良症得名，到现在已有117年历史。本病并不罕见，有较典型及特异的临床表现，主要为男性发病，我国与欧美的人发病率均为1/3000，女性则可能是病基因携带者。进行性肌营养不良症的致病基因可有两个来源：一是遗传，二是在生殖细胞形成过程中基因发生突变产生病基因。约2/3属于遗传，1/3是基因突变。

进行性肌营养不良症主要病变为一定部位的随意肌肌群原发的变性，病肌衰弱萎缩，或伴有假性肥大，肌力逐渐减退，最后完全丧失运动能力。临床分全身型（即假性肥大型）、肢带型、面肩肱型等。其中以假性肥大型最为多见，即杜氏肌营养不良症（DMD）。这是一种致死性疾病，患儿多在4～5岁出现症状。开始下肢无力，行动不灵活，常摔跤，行走不稳。随着年龄的增长，症状也越来越重，十几岁时就瘫痪在床，20岁左右，因心肌疾患或呼吸困难而死。西医对本病目前尚无法治疗，最近日本厚生省专门研究肌肉发育代谢异常症的"E-64研究班"，宣布已研制出对症药"E-ST"。接受试验的73名患者中，近90%的人收到明显的疗效。但我国还没有人用过。

进行性肌营养不良症属于中医的痿证范畴。我个人认为除以中医痿证来认识外，还与中医儿科学中的五迟五软内容很接近。本病多属先天禀赋不足，肝肾亏损，后天失养，气血虚弱所致的内伤五脏而成。

中医治疗本病当以辨证论治为要，根据《内经·痿证篇》云："治痿独取阳明"原则，所谓阳明一是指脾胃，二是指手足阳明经。因此治法一是采用补益后天脾胃，二是针刺手足阳明二经穴位。具体治法如下：初级阶段可见四肢无力，尤以下肢为重，起初站立费劲，随后步履艰难，步态蹒跚（又称鸭步）；面色萎黄，形体消瘦，胃纳减退，苔白质淡，脉沉细。治法应予补脾培肾壮骨为主，可用四君子汤和六味地黄汤加减治之。晚期阶段可见形体虚弱，面色㿠白，四肢软弱无力，肌肉明显萎缩，或四肢挛缩，甚至足痿不能任地，四肢发凉，以膝、肘关节以下为甚，舌淡少苔，脉沉细无力。治法应予助阳填髓，健脾益气，强腰为主，可用虎潜丸加附子、干姜、肉桂等以回阳救逆。

患儿除每日服中药外，还要做些力所能及的功能锻炼，如走路、起坐、翻身、下蹲、爬楼、举物等运动，以增强肌力，恢复功能。治疗此病需要打持久战，需要坚持治疗数年，大约4～5年时间。广大家长、患儿或患者需要有坚忍不拔的精神，坚持到底。本病的治疗效果，往往与家属密切配合有很大关系，家属不能丧失信心。家属可以给患者进行按摩。穴位是肩髃、曲池、外关、合谷、髀关、三阴交等。按摩手法是在四肢患侧用按、揉、捏、拿、点等法治疗，穴位同上，每天1～2次，每次20～30分钟。对进行性肌营养不良症病人不用针刺，因为肌肉萎缩病人扎针后反而感觉软弱，几天都没有力量，而小儿更怕针刺，这是临床经验之谈。若是神经受损之病人，用针刺恢复较好。

合理的饮食对治疗有益。初期阶段，以脾虚为主，故饮食以调养脾胃原则，用山药、莲子、粳米、大枣、桂圆肉各适量熬粥，还可进食瘦肉。晚期阶段：以肾虚为主，故饮食应补肾强腰膝。栗子粥，栗子20个，粳米150克，煮成粥。牛骨髓、性味温无毒。用烤干的牛骨髓粉一斤，黑芝麻一斤，略炒香研末，加白糖适量，伴均，每次9克，日服二次，长期服用。

本病早期，患儿尚能走路，极易跌跤，造成外伤，故应尽量防治患儿跌跤。患儿行动不变，上床下床均需要有人帮助，尽量不要叫患儿蹲下捡东西。患儿虽然行动不便，但仍需要适当活动，不应久卧床上，以保持肌肉功能和预防挛缩，这一点很重要。家长及周围的人要多体贴患儿，做思想工作，同时要教育其他儿童，关心帮助患儿。

晚期患儿卧床不起，不能走路，此时更应耐心细致护理好，要按时翻身，定时进行按摩，推拿，活动肢体。大小便后，及时清洗，保持皮肤清洁，床铺要柔软舒适。要加强营养，饮食宜高蛋白，低脂肪，低碳水化合物。防止身体过胖而增加心脏负担。

假性肥大型肌营养不良症男性发病，女性则为遗传基因携带者，故有明显家族发病史的女青年，平时应做相应的检查以确定是否可以结婚（但不要生育），如果结婚已怀孕，最好做基因及其产前诊断。这是预防本病发生的最有效的方法，可将本病消灭在萌芽之中。凡是有坐、立及行走较晚病史的小儿均要提高警惕，一旦出现症状，应早诊断，早治疗。

北京中医学院东直门医院儿科每星期一上午为进行性肌营养不良症专科门诊时间。近年来已接待上万病人，绝大多数病人都有一定的疗效。1985～1986年75例住院病人中取得近期疗效为80%，显效为40例占53%，有效20例占27%，这一成果通过专家的鉴定并获得好评。

健康报 1989 年 8 月 20 日　4 版

中医防治水痘

水痘是种急性呼吸道传染病，全年都可发生，可散发亦可流行。发病年龄以10岁以内小儿常见，尤以1～4岁为多见。

该病症潜伏期为2～3周，平均14～16天。有水痘接触史。它起病较急，发热数小时或一天后，出现皮疹。皮疹的分布特点是向心性，即前胸后背较多，分批出现。皮疹初期系红疹，接着为丘疹、疱疹、痂疹，最后脱痂。疹子大小不等，多为椭圆形，内含液体，初为澄清透明，后为混浊，如有感染则形成脓疱。壁易破，周围有红晕、发痒。病儿舌黄腻而质红，大便干，小便黄。

水痘一般疗法可用银翘散加减：

银花10克，连翘10克，竹叶6克，薄荷3克（后下），牛蒡子6克，桔梗6克，生甘草6克，水煎服，60～100毫升，分2～3次服。若湿邪重加滑石10克。若壮热烦渴、大便干燥，小便黄浑，加黄连1克，黄芩6克，生石膏30克（先下），生地10克，丹皮6克，腊梅花10克。

一般对患儿的护理应注意以下几点：

（1）水痘的传染性很强，发现病儿应立即隔离，甚至全部痘疹结痂脱落为止。

（2）在儿童集体单位发现病人，应将居室消毒通风，患儿用过的东西要煮沸消毒或暴晒。

（3）勿使抓破皮肤，以防继发感染，如已抓破感染，可涂1%龙胆紫或消毒膏。

（4）可用青黛散撒布患处，或用麻油调敷，1日1～2次。

（5）患病期间，饮食营养宜清淡。

（6）痘疹未愈，不宜洗浴，若洗浴时，宜用温水轻洗健康部位。平时皮肤应保持卫生，干燥，防治湿渍成疮。

工人日报1989年8月26日　9版

医术高超，作风严谨，服务热情
中医专家来承德出诊受欢迎

由九三学社承德市委、市中医院、承德群众报社、承德日报社、承德电视台邀请的著名中医专家，在原中医研究院西苑医院副院长田德带领下来承德出诊后，受到患者的热烈欢迎。

在这些中医专家中，有擅长治疗消化系统疾患的中国中医研究院名誉院长、全国政协委员、中国科协委员、中华中医学会副会长、联合国世界卫生组织传统医学主任施奠邦教授，有专长中医骨科的中医研究院副院长、全国政协委员、骨科研究所名誉院长、九三学社中央委员、世界文化协会爱因斯坦1989年科学奖获得者尚天裕教授，有著名的妇科专家、中医研究院学位委员赵树仪教授，有擅治内科杂病的中医研究院西苑医院郭玉英主任医师，和全国政协委员、中医研究院周超凡副研究员，还有专长小儿科的北京中医学院东直门医院副教授、副主任医师沙海汶，和中国医史文献研究所副研究员、副主任医师刘晖桢。

这些中医专家于8月25日抵承后，第二天即在市中医院南营子和西大街两个门诊部同时开诊。患者闻讯后纷纷前来求诊。几天来，专家们以热情的服务、高超的医术、一丝不苟的医疗作风，赢得了广大患者的称赞。他们在承工作一段时间后即返回北京。

承德群众报1989年8月30日
第一版（为民）

康大夫信箱——手臂肌肉萎缩须进一步诊治

朱连仲同志：

您于1970年左右发现右手大小鱼际肌，骨间肌开始萎缩，后逐渐发展到小臂。近几年来，左手大小鱼肌也开始萎缩。

您的病据我看来，可能是运动神经元疾病。此病多指选择性损害脊髓前角、脑干运动神经元和椎体束的慢性变性性疾病。

主要表现为受累部位肌肉萎缩和无力。临床分4种类型：（一）进行性脊髓性肌萎缩，（二）原发性侧索硬化症，（三）进行性延髓性麻痹，（四）肌萎缩侧索硬化症。

您到底属于哪一类，从您提供的材料还不能肯定。建议到北京协和医院、北京宣武医院、北京友谊医院或天坛医院的神经内科，请专家教授给您进一步明确诊断。

关于治疗问题，最好服用中药。此病属于中医痿证，特别符合痿证中的肌肉痿之症情。病因为手太阴肺和手阳明胃大肠二经受损，以致肌肉失于濡养，故大小鱼际肌萎缩，治法以养肺胃健脾生肌为主，方以益胃汤、桂枝黄芪五物汤、四君子汤和补中益气汤加减化裁。具体到每个人应以医生的辨证论治为准。

我在门诊治疗过一些此病种病人，有一定疗效，每星期一上午设此病专科门诊，你可来就医。

健康报 1990 年 3 月 6 日 4 版

北京东直门医院 2 项研究表明
中药可治进行性肌营养不良

进行性肌营养不良是一种遗传性家族性疾病，目前国内外医学界尚无特殊疗法。北京中医学院附属东直门医院儿科副主任医师沙海汶等采用马钱复痿汤治疗该病，取得良好的疗效。这项科研成果近日通过鉴定。

进行性肌营养不良以渐进性肌肉无力和萎缩为主要表现，属于中医"痿证"范畴。沙海汶认为，此病属于先天胎禀不足，后天失养，气血虚弱所致内伤五脏而成，故自拟马钱复痿汤。其方中黄芪、党参、山药、白术等药，能健脾益气，提高人体免疫功能；当归、丹参、川芎能养血活血；制马钱子粉具有提高骨骼肌紧张度的作用，改善四肢无力的状态，全方既补后天，又补先天；既补气养血，又活血通络。通过对 200 例患儿的临床观察，总有效率大 83%。

健康报 1990 年 4 月 22 日　第三版
本报讯记者（马继红）

康大夫信箱——您孙女的病属于"五迟五软"

施逢源同志：

您的孙女，现年 2 岁，不会坐，不会走，两手不会拿东西，不会说话，全身痿软，医生检查认为不是软骨病。

据我看您孙女可能是患了"婴儿脊髓性进行性肌萎缩"这个病。它是一种常染色体隐性遗传病，由于脊髓前角细胞核脑干运动神经核的退变而引起，继而神经根和肌肉萎缩。因您介绍病史内容不全，还不能肯定，可到一些大医院神经科进一步明确诊断。

婴儿脊髓性进行性肌萎缩这类的病，属于中医儿科"五迟五软"之范畴。五迟是指立迟、行迟、语迟、发迟、齿迟；五软是指头、项、口手足和肌肉痿软无力之病证。为小儿时期生长发育障碍的疾病。本病的病因，主要是父母体质素虚，精血不足，或母孕期中，疾病缠绵，以致胎元失养，使胎儿先天禀赋不足，出生后肝肾亏损，元血虚衰。治则为：补益肝肾，添精补髓，或益气补脾。方用：补肾地黄丸和补中益气汤。药物有：熟地、泽泻、丹皮、山萸肉、牛膝、山药、鹿茸、茯苓、党参、白术、黄芪、甘草、当归、陈皮、升麻、柴胡等，并可采用针刺按摩等增进肌力。常用穴位为：大椎、风池、肩井、肩髃、曲池、外关、合谷、肾俞、欢跳、髀关、血海、足三里、三阴交等。

健康报 1990 年 8 月 21 日　4 版

马钱复痿汤治肌营养不良有效

进行性肌营养不良症属于先天不足，后天失养，内伤五脏而成。北京中医学院东直门医院儿科副主任沙海汶拟定的"马钱复痿汤"具有刺激骨髓、延髓，促进大脑皮层兴奋的作用，从而增强骨骼肌紧张度，改善进行性肌营养不良，肌肉无力状况。临床试验，有较好疗效。

中国中医药报 1990 年 5 月 18 日

还你健康的机体

编辑同志：

我今年 15 岁。患"肌肉萎缩性病"已有 5 年。非常痛苦。请问有什么治疗方法。

遵义　陈光兵

陈光兵同学：

据我看来，你的病可能是进行性肌营养不良症。进行性肌营养不良症，主要病变为一定部位的随意肌肌群原发性病变，病肌衰弱萎缩，或伴假性肥大，肌力逐渐减退，最后完全丧失运动能力。

临床上分全身性（即假性肥大型）、肢带型（又称青年型）、面肩肱型、眼肌型、眼咽型等。其中以假性肥大性最为多见。致病基因可有两个来源，一是遗传，二是在生殖细胞形成过程中基因发生突变。其中 2/3 属于遗传，1/3 属于基因突变。

从你提供的材料还不能肯定你到底属于哪类，需要进一步检查，如肌电图、心电图、活体组织检查、染色体检查、血生化检验等。

进行性肌营养不良症，以渐进性肌肉无力和萎缩为主要表现，属于中医痿证范畴。此病因属于先天胎禀不足，后天失养，气血衰弱、致内伤五脏而成。中医治疗本病当以辨证论治为要。根据《内经·痿论篇》云："治痿独取阳明"原则，初起阶段可见四肢无力，尤以下肢为重，起初站起费力，随后步履艰难，步态蹒跚（又称鸭步）；面色萎黄，形体消瘦，胃纳减退，苔白质淡，脉沉细，治以补脾培肾，可用四君子汤和六味地黄汤加减治之。晚期阶段可见形体消瘦，面色苍白，四肢软弱无力，肌肉明显萎缩，或四肢挛缩，甚至足痿不能站立，四肢发凉，以膝肘关节以下为甚，舌淡少苔，脉象沉细无力。治以助阳填髓，强腰膝，可用虎潜丸加附子干姜肉桂等以回阳救逆。

另外，患儿除每日服中药外，还要做些力所能及的功能锻炼，如走路，起坐，下蹲，爬楼，举重等运动，以增强肌力。

北京中医学院东直门医院儿科每星期一上午为进行性肌营养不良症专科门诊时间。近年来已接待近万人次的病例，绝大多数病人都有一定的效果，近日对 200 例患者临床观察，总有效率为 83%，此项科研已通过专家鉴定，你可来此诊治。

北京中医学院东直门医院　沙海汶

中国医药报 1990 年 5 月 20 日　三版

给肌营养不良症患者的公开信

自 1989 年 8 月 20 日 "中医谈进行性肌营养不良症的防与治" 一文在《健康报》第四版刊出后，我收到全国各地的群众来信数百封，为了满足患者和家长的要求，现借《健康报》一角公开答复如下：

进行性肌营养不良症，以渐进性肌肉无力和萎缩为主要表现，常无关节，肌肉疼痛感觉，属于中医痿证范畴。但中医讲的痿证包括了现代医学所阐明的因神经系统、肌肉系统疾病引起的不同部位、不同程度的迟缓性瘫痪，如急性脊髓灰质炎（小儿麻痹症）、急性感染性多发性神经根炎、重症肌无力、脊髓性进行性肌萎缩、肌萎缩侧索硬化症等等。但是以上疾病均是运动神经元疾病，是以神经系统改变为主的病变，与本症肌原性肌病不同，不能混淆。当然中医治则是基本一样的。

文章中谈到日本厚生省制出的对症药 "EST"。我国没有，我无法回答通过什么途径买到，请广大患者及其家长原谅。

关于牛骨髓粉如何制作问题。将新鲜牛骨髓用烤箱烤干，不能用铁锅，铝锅炒。

关于办理邮寄药物问题。因为我们人少无力办理，请患者原谅。

我院儿科每星期一上午为"进行性肌营养不良症"专家门诊时间。

我对此症的治疗方案，以内服"复痿灵"冲剂为主，配合力所能及功能锻炼和自我按摩。服药方法是，每月只服 20 天药，停 10 天。第一个月，每次 1 包，日三次，饭后半小时。第二个月，每次 2 包，日三次，饭后半小时冲服，连服 20 天，停 10 天后再服。第三个月，服法同第二月，药量不再加大。服药三个月后来医院复查，再开三个月药物，共服"复痿灵"6 个月。停此药，改成丸药调服 3～6 个月，以巩固效果。第二年"复痿灵"再服半年，这样的车轮战，持久战，大约要 4～5年时间。有的需要更长的时间。

广大患者及家长要有坚忍不拔的精神，本病的治疗效果，往往与家属密切配合有很大关系。家长缺乏了信心或因经济原因，半路停药了，结果前功尽弃了。

进行性肌营养不良症是世界性的疑难症，不是轻而易举能治愈的。希望患儿家长相信科学，依靠科学，不要被巫医、"游医"所蒙骗。

北京中医学院东直门医院　沙海汶
健康报 1990 年 7 月 26 日　4 版

服　务　窗

编辑部叔叔、阿姨：

我是一个农村的女孩子，今年 15 岁了，不知什么原因，一到热天只要我到外面站上或走几分钟，我的脸上就红得不得了，而且眼睛都肿得象哭了几天一样。

我不知为什么我的脸会那么容易红。请您们帮我找到缘故，使我早日得到正常人的一张脸。（胡燕青）

胡燕青小朋友：

据我来看，你患的可能是光源性皮肤病。具体点说，可能是患"蔬菜日光性皮炎"。本病为食用或接触性蔬菜后，再经日光暴晒，于露出部位红肿等急性皮肤损害。病因：引起本病的植物甚多，如滨藜（灰菜）、油菜、紫云英（苜蓿），此类蔬菜含有卟啉类光感性物质，当食入大量此类蔬菜后，体内一时不能将其转化或排泄而存与组织内，增加光感作用。此外，发病除与食入量及曝光时间有关外，与个体易感性也有关。此病多见青壮年女性。中医认为主病由禀赋不耐，食用某种蔬菜，复受酷日暴晒，能使脾不运化，湿热内生，郁于皮肤而成。临床表现，以颜面、手背、前臂等露出部对称出现非压陷性浮肿，紧张发亮，发于颜面部者肿胀异常显著，眼睑常不能睁开。本病有自限性。

预防方法：

(1) 对有关蔬菜一次食用不宜过多，食后应避免强光暴晒。已病者应立即停食致病蔬菜，外出劳动宜戴草帽遮光。

(2) 中医治则：早期法宜：清热解毒，利湿祛风。方用普济消毒饮，肿胀特别重者，可与五皮饮合方煎服。后期法宜：凉血解毒，健脾除湿，方用清热除湿汤加丹参、红花。

(3) 可用一些抗组织胺药：如非那根、扑尔敏以及维生素 B12，维生素 C 等。严重病例可短期使用激素。

(4) 外用避光剂，如 10% 氯化锌等等。

(5) 外用甘草油，或如意金黄散。

沙海汶

中国中医药报 1990 年 8 月 20 日　三版

复痿汤治疗进行性肌营养不良症 200 报道

北京中医药大学附属东直门医院儿科副主任医师沙海汶在进行性肌营养不良症目前尚无特殊疗法的情况下，4 年间以健脾补肾的中药制剂复痿汤为基础方，临床观察治疗了 200 例病人，收到了显效 54 例，有效 112 例，无效 34 例的效果。

复痿汤由黄芪、茯苓、炙甘草、当归、川芎、赤芍、熟地、桑寄生、制马钱子粉等组成，脾肾两虚兼痰湿内盛者加用二陈汤；兼肺气虚弱者加六君子汤；兼风痰阻络者合牵正散加减；兼气阴两虚者合当归六黄汤加减。

观察设自身对照组，112 例病人曾用过强的松、维生素 E、三磷酸腺苷、灵芝片、别嘌呤醇、联苯双酯、复肌宁、加味金刚丸等，治疗时间在 3 月 ~ 1 年。

200 例经治疗四肢无力症状改善，鸭步减轻，摔跤减少者 166 例，45 例中有

28 例治疗后能站立、行走；79 例中有 58 例能足后跟着地；15 例中 10 例面部症状改善；27 例中 23 例肢体挛缩现象消失。参加行走测试，83/85 行走距离增加，蹲立测试，75/79 次数增加；上楼梯测试，67/69 梯数增加；举物测定，47/56 举重次数增加；参加推力测定者，有 4 例增加。血生化指标也有不同程度的改善。

沙海汶特别提到方中马钱子的应用问题，该药虽有剧毒，但只要用量服法得当，不但不会中毒反而会有捷效。开始时不可用量过大，成人可用 0.6 克，儿童以 0.3 克为宜，3 岁以下者可从 0.15 克开始。用一个月后酌情加量。服用时间以饭后半小时冲服最好，如饭前空腹服用则反而有腿软现象。

中国医药论坛报 1994 年 1 月 27 日 5 版

别着凉——小心感染性神经根炎

感染性多发性神经根炎起病较急，常继发于急性病毒性感染之后，如上呼吸道感染，水痘、麻疹、风疹、传染性单核细胞增多症等，偶见细菌性传染病之后，也可在接种牛痘和其他疫苗之后偶然发生，也有因各种中毒和过敏所致。起病前 1～3 周，常可有上呼吸道道感染史，或有腹泻，发热等病史。过度疲劳，着凉或涉水等是本病的诱因。病人多见于 3 岁以上的学龄前和学龄儿童。一年四季均可发病，但大多数集中在七、八、九三个月，而以 8 月为高峰。近几年来发病率有增加的趋势。

病人主要表现是四肢运动功能障碍，往往一起病就表现为手足无力，易倾跌，或无力行走，握持及举臂困难。左右呈对称性，迟缓性瘫痪（软瘫），下肢较上肢重，几天或一周内瘫痪达到最严重程度。肢体瘫痪同时可伴有发烧头痛及颈部强硬。病变部位肌肉松弛无力，腱反射减弱或消失。严重的病例多因呼吸肌受累并出现不同程度的呼吸运动障碍。在肢体瘫痪的同时或稍后，有些病例可并发一侧或双侧周围性面肌、咽喉肌瘫痪。瘫痪出现很快又肌肉萎缩。感觉异常可出现于瘫痪以前或同时，多为肢体末端麻木，疼痛及针刺感，为手套型或短袜型分布。此外肌肉压痛常很明显，尤其是小腿肚子有压痛且可持续存在。部分患儿出现多汗甚至大汗淋漓。也可有轻度心脏扩大。

病情一般在 2～3 周以后趋于稳定，一个月后渐渐恢复。完全恢复需要 6 个月到 1 年或更长。影响到呼吸肌或延髓运动神经者，病情危重，恢复也较慢。多数病人能够接近完全恢复，部分病儿有肢体肌力弱等后遗症。极少数病儿可复发。

中医学将本病归于痿证的范畴。这是大多数学者的意见。笔者认为本病有痿而兼痹，痿而兼痉，痿而兼厥。痿而兼痉兼痹之不同症型。应从痹症、痉证、痿证和厥证等范畴来认识和辨治。

避免和防治淋雨潮湿，注意劳逸结合是预防的主要着眼点。

急性期患儿一定要住院治疗，卧床休息，才能恢复体力，防治病情继续发展注意预防褥疮、便秘的发生。

家长应尽早协助病儿进行主动和被动运动以及体育疗法，早期应给予保护，免受外伤。活动量由小到大。肢体运动幅度由小到大，直至患儿能独立行走，生活能自理，才算彻底治愈。

加强营养，促进食欲，增强脾胃功能以利生肌长肉，强壮筋骨。可给患儿吃粥类、面片、瘦肉、多类蔬菜、还可以加牛蹄筋、牛脊髓等。

健康报 1994 年 2 月 20 日

什么是进行性肌营养不良症

今年 8 月 28 日《工人日报》刊登《治疗进行性肌营养不良症有新药》一文后，收到全国各省市的群众来信及电话数以百计，提出不少问题，现做一答复。

进行性肌营养不良症的得名到现在已有 123 年的历史。发病率为 1/3000。致病基因主要有两个来源：一是遗传，二是在生殖细胞形成过程中基因发生突变产生病基因。大约 2/3 属于遗传，1/3 属于突变。

进行性肌营养不良症主要病变为一定部位的随意肌肌群原发的变性，病肌衰弱萎缩，或伴有假性肥大，肌力逐渐减退，最后完全丧失运动能力。临床分全身型（即假性肥大型），肢带型等。其中以肥大型最为多见，即杜兴氏肌营养不良症（DMD）。这是一种致死性疾病，患儿多 4～5 岁以后出现症状。开始下肢无力，行动不灵活，常摔跤，行走不稳，下蹲起立困难等，小腿肚粗大坚硬，肌肉有不同程度的萎缩，随着年龄的增大，症状越重，一般 10～12 岁瘫痪在床，20 岁左右，因侵犯心肌或肺部有严重感染，呼吸困难而死亡。西医对本病尚无治疗方法，即使是肌肉细胞移植效果也不太好，而且价格昂贵。

进行性肌营养不良症属于中医痿证范畴。根据《内经·痿论篇》中治痿独取阳明的原则，即补益后天脾胃，日久补肾。所以拟定以健脾补肾，益气养血，活血通络，强壮腰膝作用的马钱复痿冲剂进行治疗。该药做过毒性试验，已证明无毒安全。药效学证明：此药有降酶和提高肌力的作用。具体服药方法如下：

3 岁以下：每次半袋，每日 3 次，饭后半小时用温开水冲服。每月服 20 天，停 10 天，下月再服，剂量不变，3 个月为一疗程。

4 ~ 7 岁：每次 1 袋，每日 3 次，饭后半小时，用温开水冲服，每月服 20 天，停 10 天，下月再服剂量不变。

8 ~ 14 岁：每次 1 袋，每日 3 次，饭后半小时用温开水冲服。每月服 20 天，停 10 天，下月再服剂量加倍。

成人：每次 2 袋，每日 3 次。饭后半小时温开水冲服。每月服 20 天，停 10 天，下月再服剂量不变。

服药期间应注意忌各种肥肉，以免增加体重，加重心肌负担，使病情加重，其它饮食不禁。

尽量做力所能及的锻炼，如走路，爬楼下蹲，举物，握力，做好药前药后比较。

工人日报 1994 年 11 月 6 日 星期日　7 版

沙海汶与"小儿痿证"

自我报去年两次刊登沙教授治疗进行性肌营养不良症的文章后，不断收到患者的来信和电话咨询有关方面的问题，我带着问题走访了沙教授。

周一上午，北京中医药大学东直门医院的挂号窗口人头攒动。挂号小窗口刚一启动，小儿胳膊一齐往里伸：要儿科沙大夫的号！

沙大夫沙海汶，是该院著名的儿科专家。自 1965 年北京中医学院毕业至今，已从事中医儿科的医疗，教学和科研工作 30 年，发表学术论文 40 篇，出版专著《小儿痿证》一书及合著

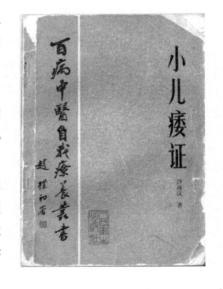

专著 5 部。1991 年任硕士研究生导师，主持的"中医药治疗进行性肌营养不良症临床研究"为国家中医药管理局中标课题，已获得阶段性成果。

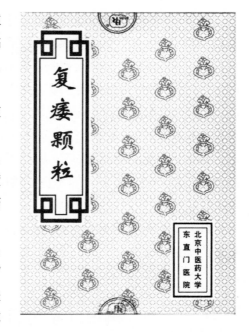

　　一个来自西安的汉子拍着大腿喊："哎呀，沙大夫，可找到你了，我从大西北来！"原来他有一个同事得了这种病，得扶墙走，吃了沙大夫的药，现在自己能走了，速度还加快了一倍。"沙大夫，请您再开点药吧！"

　　正说着，药房一位穿白大褂的人进来："沙大夫，今天准备的 1 万多袋全卖完了。"西安来的那位同志感到十分遗憾。沙大夫说："你别着急，没有冲剂了，我给你开草药吧！"诊室里不断地进来搀扶残疾孩子求治的家长，一双双焦虑的眼睛使人目不忍睹，他们和我们一样，都是独生子女的家长，可是，他们的孩子已不能像常人那样欢蹦乱跳，只有躺在床上或挨在墙边独行，沙大夫说："这种病目前医学界公认是'顽疾'，服中药，有一定效果，可以延缓病情的发展，控制临床症状，提高生活能力，延长生命。"像东直门医院这样大医院设专科的，全国还是独一家，所以沙大夫就成了他们当然的救星。

　　我有些疑虑，请沙大夫进一步做些解释。

　　他说："进行性肌营养不良症，是以全身肌肉组织原发性变性为主的一组遗传性进行性家族性疾病，以肌肉进行性萎缩和无力为临床特征。由于本病病因不明而又缺乏有效的治疗方法，所以它是目前全世界医学界公认的"难治病"，中医历代文献虽无"进行性肌营养不良症"的病证名称，但对于一些症状和体征的描述与本病颇为相似。

　　我继续问："你怎么研究起痿证的呢？"

　　20 年前，有位患格林—巴利综合症的患儿刚刚被西医抢救过来，但肌肉萎缩，不能走。我就按中医治痿证的办法给他治，15 日后果然显效，患者能走了，并走进诊室来复诊，甚至治愈。

这以后，沙海汶就开始专门研究这种痿证。沙大夫说："中医所谓的痿证相当于西医学中，因神经系统或肌肉系统受损所引起的不同部位，不同程度的肢体迟缓性瘫痪一类疾病。如进行性肌营养不良症，进行性脊髓性肌萎缩等。"经过20年的潜心钻研，他以内服马钱复痿汤为基本方药，结合临床症状分为5个症型辨证用药，并配合力所能及的功能锻炼和家长的思想工作，进行治疗。先后收到全国30个省市及港台地区，法国、印尼等国内外数千名病人。

目前，沙大夫的临床研究成果得到国内外专家的肯定。去年他的论文《马钱复痿汤治疗进行性肌营养不良症临床研究》首获"医圣杯"国际中医药论文一等奖。

我和千万患者家长一样，盼望着沙教授在攻克进行性肌营养不良症的研究上有新的突破。

工人日报　1995年7月16日星期日3版

再说儿童进行性肌营养不良症

1993年，陕西省西安市解家村小学学生李欢得了一种很奇怪的病：双腿软弱无力，肌肉细胞坏死以致萎缩，后经专家确认为不治之症。

李欢所患这种疾病，在医学界被称为"进行性肌营养不良症"，这是一组遗传性骨骼肌原发性退行性病变疾病，具有一定的家族史。

北京中医药大学东直门医院的沙海汶自80年代就研究这种疾病，把它分成三种类型：假肥大型、肢带型和面肩肱型，其中第一种比较常见，患者多为儿童，而且男孩占98%以上，李欢所患就是这种类型。

进行性肌营养不良症主要由母亲基因携带遗传而来，发病患儿多为男性，女性患儿则继续携带基因，并不影响正常生活，所以这种疾病具有一定的家族性和隐蔽性。

携带基因的母亲在怀孕期间，胎动不多，婴儿在3岁以前，与正常婴儿无明显差别，由于肌肉坏死而影响到心脏，婴儿行迟、立迟、手软、足软、肌肉软，这种症状大多被认为是缺钙，而只给补充以钙质；到了五六岁的时候，症状已经非常典型：患儿肢体无力，站起来都很困难，走路不稳，摇摇晃晃象鸭子一样，经常摔跤，上楼登梯就更困难了；有的甚至肢体拘挛，关节不能伸直或足不任地；有的还表现为纳食不香，大便不实，小便清长，苔白质淡红，脉象沉细。患儿形体虚弱，肢体无力，患假肥大性的儿童小腿肚竟比大腿部还粗，五六岁的患儿有时也会被误认为肝功能过高而延缓治疗，这种病只有神经科医生才能诊断出来。

进行性肌营养不良症是一种致死性不可逆疾病，患儿一般只能活到20多岁，给家庭以至整个家族蒙上了阴影。为此，早在1986年，对此病的研究就以卫生部课题列入"七五"计划，1990年，沙大夫研制的"马钱复痿汤"鉴定完成。"复痿汤"以马钱子为主，中药配方。马钱子粉具有提高骨骼肌紧张作用，从而能改善进行性肌营养不良症的四肢无力状态，加之与大剂补益之品同时使用，益气养血通络，补肾补脾强腰膝，相得益彰。既补先天，又补后天。

为了适应患者多为儿童这一特点，他又于1994年把汤剂改为冲剂，并配合以肢体功能锻炼，其疗法在国内领先。

工人日报　1996年10月27日3版

中医药治疗肠痉挛

今年7月30日和8月13日寻医问药版刊载的《十人肚子疼，九人肠痉挛》和《补钙根治痉挛》两篇好文章，前者道破了多数小儿腹疼的病机是肠痉挛，后者又介绍了补钙方法治疗肠痉挛，这无疑将会使众多患儿免遭腹疼之苦。

笔者从事中医儿科临床医疗教学科研31年，经常治疗小儿腹痛，积累一定临床经验，愿借贵报一角，谈谈我用"定痛汤"治疗肠痉挛的经验，供读者、家长及患儿参考。

据笔者的经验，原发性肠痉挛引起的腹部疼有如下特点：腹疼绵绵，时作时止；腹疼部位是脐周围，1天数次或数天1次，可连续数月或数年反复出现；腹疼具有一定规律，1次可持续几分钟后自己停止；按压腹部，腹疼减轻而又舒服感，检查腹部时柔软无异常；患儿面色㿠白，精神倦怠，四肢清冷，饮食较少，食后作胀，大便稀溏，舌淡苔白，脉沉细无力，此属中医虚寒腹痛病证范畴，临床颇为多见。笔者拟定经验方"定痛汤"治疗，止疼效果满意。

定痛汤组成如下：饴糖30克（分冲），桂枝6～9克，白芍12～18克，生姜3片，大枣10枚，川椒6～10克，乌梅6～10克，使君子、炙甘草、苦楝根皮各6克，焦三仙、香稻芽各10克。

服法：每日1剂，每剂煎2次，每煎30分钟，入水200ml，煎成50毫升，用50毫升热药水冲饴糖15克，在杯内拌匀后服下，上下午各1次。此方作用是温中补虚，缓急止疼，还能杀虫。

中医认为小儿脾胃虚弱，经脉未盛，易为内外因素干扰，特别易感受寒邪，博结肠间胃脘留而不散，寒主收引，寒凝气滞，气血壅塞不畅，经脉痹阻不通，导致腹疼。小儿生活不能自理，冷暖不能自调，饮食不知自节，喜吃生冷瓜果，或睡觉易踢被子，致使脘腹受风寒之邪侵入，或是脚心受风吹，均可发生肠痉挛性疼痛，所以用温中补虚、缓急止痛、杀虫作用的定痛汤治疗效果满意。

健康报　寻医问药　1997年10月1日　9版

千金苇茎汤加味治顿咳

河南许竟读者：

您的来信说，您5岁的女儿咳嗽日久，医生诊为百日咳综合症，但用药后效果不佳。特将沙海汶医师这篇文章介绍给您，供孩子治疗参考——本版主持人

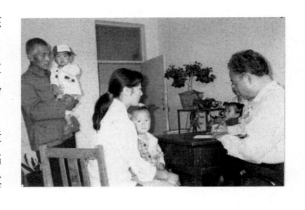

百日咳综合症这个病名是近十年才提出来的，它指的是一种临床上难与百日咳区分的症候群，其病因病机目前尚无定论。

百日咳综合症的特点是有阵发性痉挛性咳嗽，朝轻暮重，咳嗽时间较长（大约1个月左右），使用一般治咳嗽药效果不佳，患者咳后呕吐痰涎及胃内容物，常憋得面红耳赤。肺部听诊无特殊异常，检查血象白细胞总数不高，淋巴细胞不高，无鸡鸣音。

百日咳综合症有痉咳表现，其病因病机关键是痰浊久恋，化热化火，痰火胶结，阻塞气道，刑金则咳，犯胃则呕，痰与火结，粘而难出，则连声痉咳不已，治宜泄肺镇咳，清热除痰，逐瘀畅气，方用千金苇茎汤加味。处方为：鲜苇茎30克（清泄肺热而能止呕，为治肺要药），薏苡仁10克（清肺利湿止咳），桃仁10克（活血逐瘀行滞，以泄血分结热），冬瓜仁10克（祛痰泄热除烦），苏子10克，葶苈子3克（降气镇咳），全蝎6克，钩藤10克，菊花10克（镇痉祛风平肝），车前子10克（布包），炙枇杷叶10克（镇咳退肿），百部10克（能抑制病菌又具有止咳作

用），黄芩 10 克（能清肺热）。同时服用鹭鸶咯丸，每日 2 次，每次 1 丸。

本人用此方治愈百日咳综合症病儿 30 余例。现举一例：赵某，男，11 岁，1993 年 11 月 18 来诊。患儿咳嗽月余，夜间加剧，呈阵发性成串样咳嗽，咳后呕吐，但无鸡鸣音，曾服用中西药无效。中医诊断为顿咳，西医诊断为百日咳综合症。治疗用千金苇茎汤加味 6 付。一周后复诊，患儿服药后痉挛性咳嗽明显减轻，夜间加重已除，呕吐已止。效不更方，原方又服 7 付，配合服用鹭鸶咯丸，日 2 次，每次 1 丸。

我行医 33 年，对百日咳综合症有一定的认识。凡是诊断百日咳病证据不足，而又痉挛性咳嗽，缺少鸡鸣音，白细胞总数不高或偏高，而淋巴细胞在 50% 以下者，是百日咳综合征者。还有一种，患儿百日咳病已经痊愈，因感冒又出现典型的阵发性痉挛性咳嗽，虽然不是百日咳病复发，但因百日咳遗留在大脑皮层的兴奋痕迹作怪，也可按百日咳综合症处理。上述两种咳嗽，用千金苇茎汤加味处理均能获得较好疗效。此一经验供同道参考。

健康报 1998 年 3 月 22 日星期日　4 版

儿科专家"六一"送医下乡

本报讯：北京中医药学会儿科专业分会"六一"前夕，组织由著名中医儿科专家宋祚民、杨梦兰、陈照定、安效先、沙海汶教授等组成的医疗队来到了昌平县中医医院。为闻讯而来的数百名患儿和家长义诊和咨询。

宋祚民教授已是七十多岁高龄了，在他的带领下，专家们一到医院便紧张地工作起来，他们逐一耐心细致地为患儿诊病处方，向家长详细交代注意事项，虽然旅途奔波，诊病咨询，专家们都很劳累，但专家们一致表示"孩子们看一次病不容易，许多都是久治不愈的疑难病，有的还是从几十里以外的山村赶来的。有多少看多少。"专家们一直忙碌到看完最后一位患儿，受到了昌平县广大群众的热烈欢迎。

学会信息报 1998 年 6 月 20 日第三版
中国医药报 2000 年 2 月 24 日　传统医学 5 版

访治疗肌营养不良症的中医专家沙海汶

沙海汶，男，回族，1939 年生，北京人。现任北京中医药大学东直门医院儿科主任医师，教授，北京中医药学会儿科专业委员会委员，《北京医学》杂志编委。擅长治疗过敏性哮喘，肺炎，发烧等儿科疑难顽固性疾病，对进行性肌营养不良症、重症肌无力等病有独到的治疗方法。出诊时间、地点：周一上午东直门医院特需门诊。

　　沙海汶是治疗肌营养不良症的专家。起初我很疑惑沙教授为什么要把20多年的心血投入到一种发病率只有万分之三的疾病研究中去。沙教授笑笑说："进行性肌营养不良症是一种原发性肌肉的缓慢进行性、遗传性、家族性变性疾病，多发于儿童，病人几乎都是男孩，女孩仅为异常性染色体的携带者。这种病临床表现为肌肉无力萎缩，行走缓慢困难，患者生存年限短，严重者活不到20岁，且不分地区，不分民族，不分种族，发病时遗传的比例可高达50%，对家庭和社会危害都很大。目前，中医治疗能够对此病起改善症状，提高肌肉功能及延长生命的疗效，优势很明显。"

　　沙老说到把进行性肌营养不良症作为自己的研究方向，还颇有一段渊源。70年代，沙教授接诊过一个患有感染性多发性神经根炎的患儿，西医叫格林巴利综合症，这个小孩在儿童医院经过抢救已经过了急性期，但是不能走，不能站，肌肉萎缩无力，瘦得皮包骨头一样。就诊时是被人背着进来的。沙教授为了治疗这个孩子，从儿童医院调来了病历，并查阅大量资料，仅吃了十六七付药，居然大病痊愈了。从此沙教授对这类疾病产生了浓厚的兴趣。1984年，沙教授根据自己的临床经验撰写了一本叫《小儿痿证》的书，没想到引来全国各地求治的患者，真是欲罢不能。后来他研制出一种主治进行性肌营养不良的制剂"复痿颗粒"，并获得了国内外大奖。

　　因为进行性肌营养不良症的危害大，所以沙教授建议应该早预防，早诊断，早治疗，"特别是有家族史的女性，应该在婚前作一下心肌酶谱检查，并从怀孕开始注意检查羊水，绒毛膜，以避免不幸发生。"沙教授强调道。

　　沙教授的养生心得是：心常安。保持一颗平常心，才能对生活中的坎坷处之泰然；体勤动。"人老先老腿"，所以走走路，做做蹲起，经常保持上下肢的运动很重要；食八成。吃饭不是越饱越好，在饥饿状态下，细胞的生存年限反而更长。

　　沙教授性格开朗，年轻时非常爱好体育，短跑、跳远，手榴弹都是强项。老爷子还会唱歌、跳舞、说快板，直到现在，医院搞联欢，儿科的同事都会想到他。

　　看好病人，过好日子，沙教授以一颗平常心善待生活。

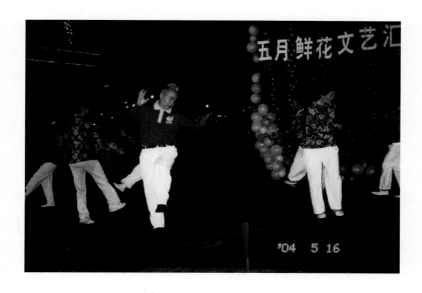

健康时报 2003 年 3 月 6 日星期四 14 版

作者：蔓文

编读往来

编辑同志：您好！

本人于 2003 年一天早上跑步不幸跌伤左边臀部和腰疼痛近一个星期才好，当时并不影响行走。此后没多久左脚就无力抬举，并出现萎缩。2003 年底行走有困难，2004 年转到右脚开始逐步萎缩，2004 年 7 月后双脚完全不能行走了。现脊肌和颈肌肉都已萎缩，头难抬起，最近左手又出现无力，饮食基本正常，能睡，大小便也基本正常，颈椎时常痛，其他地方没有出现明显不适。吃东西要用手托起头才不被呛着。现在喝水不小心也会呛着。

患者　周永毅

周永毅同志：你好！

收到《家庭中医药》杂志转来您的信及出院小结等材料，获悉您患有肌萎缩侧索硬化症。

此症是一组选择性地累及脊髓前角运动神经细胞，脑干颅神经核细胞以及大脑运动皮质椎体细胞的进行性病变。临床常见的分型主要由肌萎缩侧索硬化症和进行性脊髓性肌萎缩两大类。其发病机制至今尚未清楚。有的学者认为与病毒感染有关，有的认为与某些金属中毒和某些元素缺乏有关，还有的认为与遗传因素有关等等。目前尚无特效根治方法，仍以对症治疗为主。

中医学认为，本病属于痿证范畴。病因主要是先天禀赋不足，后天失养，导致机体五脏虚损，气血生化之源不足，则筋脉肌肉失养，发为痿证。

临床治疗可以健脾补肾，养肝和血通络，强壮腰膝为主。处方如下：炙黄芪30克，党参10克，淮山药30克，白术10克，生地15克，熟地15克，龟板10克，鳖甲10克，女贞子10克，菟丝子10克，山萸肉10克，茯苓10克，鹿角胶10克（烊化），白芍30克，桑椹10克，紫河车10克，以上处方供参考。

北京中医药大学东直门医院　沙海汶

家庭中医药 2006 年 5 期　P 33

答小儿抽动症的治疗

编辑同志：您好！

我的孙子患小儿抽动症已经 1 年了，家长很着急，请专家救助。

读者：贾风

贾风同志：您好！

您孙子患有抽动－秽语综合症，又称为多发性抽动症。其临床特征为慢性、波动性、多发性的运动肌（头、面、肩、肢体、躯干等肌肉）快速抽动，伴有不自主的发生和语言障碍。本病多于儿童时期起病，持续时间长，易反复发作，无明显季节性，男孩发病率较女孩高。

中医文献中无此病名，但根据其临床表现与中医学的风证，痰证有相关之处，属于"惊风""抽搐""瘛瘲""筋惕""肉瞤"等范畴。

中医临床辨证大致分为"肝亢风动型"、"痰火扰神型"、"脾虚肝亢型"、"阴虚风动型"。您孙子病情属于哪种类型，从您提供的情况，无法准确判断，故最好带孩子到我院特需门诊，由医生根据孩子的精神、营养、面色、体型，以及舌苔、脉象综合辨证治疗、选方用药。如果来京特别困难，先开一经验方，供参考。

桑叶 10 克, 菊花 10 克, 辛夷 10 克, 苍耳子 10 克, 玄参 10 克, 板蓝根 10 克, 山豆根 5 克, 白芍 10 克, 木瓜 10 克, 伸筋草 10 克, 钩藤 10 克, 半夏 10 克, 全蝎 5 克。水煎服, 每日 1 付, 先服半个月, 以观后效。

护理方面:

适当休息, 保证足够的睡眠, 避免持续较长时间用眼, 如看电视, 看书等。

保持室内空气新鲜, 阳光充足, 环境安静。家庭和睦, 气氛融洽, 情绪稳定, 才有利于患儿康复。

对患儿要关心与爱护, 多给与启发和鼓励, 保持患儿精神愉快。千万不要施加精神压力, 否则会加重病情。

饮食合理, 营养全面, 提高抗病能力。

积极预防和治疗感冒。

家长要有既来之, 则安之的心态, 积极配合医生治疗, 持之以恒。

北京东直门医院　沙海汶
家庭中医药 2008 年 2 期 P 16

附篇　沙海汶教授参加相关专业活动

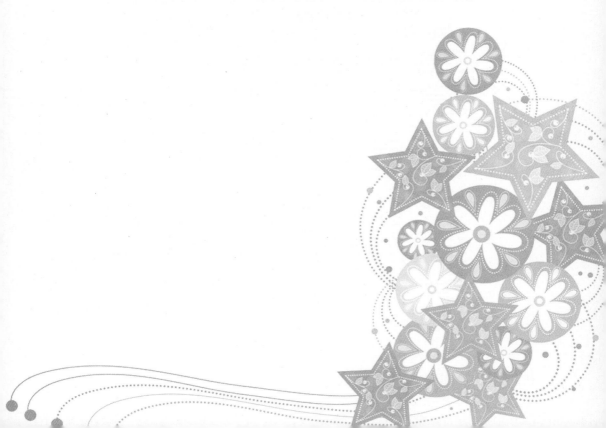

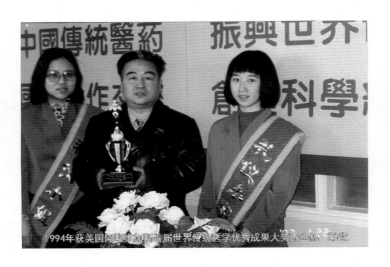

1994年获美国阿斯维加斯首届世界传统医学优秀成果大奖赛金杯奖

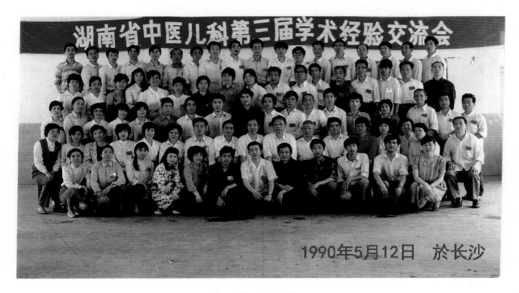

第二排 左起 第七

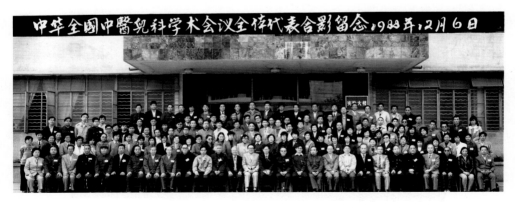

第一排 左起 第二

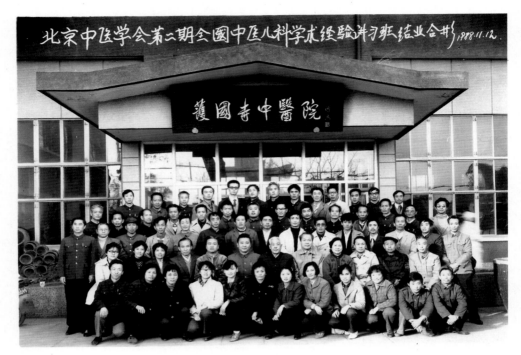

第二排 左起 第五

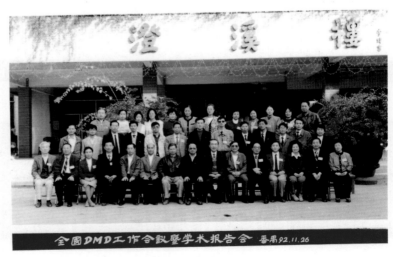

第三排 左起 第一

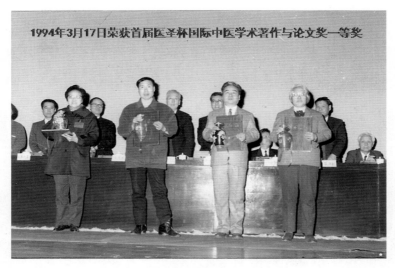

右起 第二

首届医圣怀国际中医药学术著作和论文评奖结果

为了提高中医药学术研究水平,活跃学术气氛,奖励、表彰那些从事中医药学术研究,并取得成绩的科研、医疗、教学人员,中国中医研究院于 1993 年第 4 季度至 1991 年第 1 季度举办的"首届医圣怀国际中医药学术著作和论文评奖活动",已圆满结束,共评出学术著作一、二、三等奖共 22 部,学术论文一、二、三等奖及特别奖共 84 篇。(排名不分先后)

医圣杯著作获奖名单

一等奖(共 4 名) 中药药性论 高晓山(北京) 针灸学新论 林昭庚(台湾) 中国针灸治疗学 邱茂良、孔昭遐(安徽) 清宫医案 中医古籍出版社

二等奖(共 6 名) 本草学 陈重明(江苏) 中医肝胆病学 王伯祥(湖北) 实用中医证候动物模型学 陈小野(北京) 当代名医尚尔寿疑难病临症精华 闫洪琪(江苏) 子午流注学说 辜孔进(海南) 中医图书联合目录 中医古籍出版社

三等奖(共 12 名) 姚玉楚(江苏) 骆和生(广东) 孙瑜(宁夏) 林昭庚(台湾) 赵峰(甘肃) 张浩(河北) 万文谟(湖北) 王智贤(山西) 汤一新(四川) 王旭东(江苏) 王富天(黑龙江) 中医古籍出版社

医圣杯论文评奖名单

一等奖(共 5 篇) 马钱夏痿汤治疗进行性肌营养不良症临床研究(沙海汰) 恽铁樵生平和学术思想(吴云波) 麦饭石促进骨折愈合的实验研究(刘献祥) 急性老年性脑梗塞针刺治疗的血液流变学研究及其疗效评价(谌剑飞) 隔药灸治疗慢性非特异性溃疡性结肠炎(吴焕淦)

二等奖(共 16 名) 高晓山(北京) 钟志贤(山东) 邵念方(山东) 谭峰(广东) 王智贤(山西) 陈玉姐(福建) 李青龙(湖北) 刘敏(北京) 何赞庄(河南) 吕春英(江苏) 吕健(广东) 郭佳土(福建) 孙鸿德(黑龙江) 孙玉文(辽宁) 张仲海(陕西) 扬守业(北京)

三等奖(共 60 名) 韩申颖(江苏) 张祥德(甘肃) 彭晋珍(湖南) 邹丽容(陕西) 薛存宽(湖北) 王富天(黑龙江) 刘鲁明(浙江) 汪涌波(河南) 李新民(贵州) 林昭庚(台湾) 陈春元(河北) 马有光(山东) 温木生(四川) 张伟范(黑龙江) 朱兰荣(安徽) 王继真(陕西) 谌剑飞(广东) 张树正(山东) 钟嘉熙(广东) 王玉生(河南) 梁仁(广东) 蔡桂英(广东) 崔世麟(江苏) 李浩(河北) 刘鲁明(浙江) 谢炳国(江西) 白竣峰(山西) 王京(北京) 傅仁杰(北京) 张琳(黑龙江) 苏汉良(上海) 郭德培(上海) 陈五(四川) 朱现(湖北) 马连生(山西) 钱大宇(江苏) 孙冠兰(山东) 谭诺福(湖北) 刘景仁(山东) 成鐾智(湖北) 史金虎(陕西) 毛嫩(广东) 李锋(陕西) 周大勇(甘肃) 王岳(湖北) 肖正中(广东) 骆和生(广东) 马崇乾(青海) 王文中(湖北) 高汉章(贵州) 施毅(上海) 朱志超(辽宁) 陈吉炎(湖北) 张爱平(福建) 熊瞀颎(江西) 张明(浙江) 谢乐中(四川) 扬光洲(湖北) 郑润杰(浙江) 简文政(陕西)

特别基层奖: 牛忻群(山西) 胡明灿(江苏)

特别学生奖: 韦坚(广西)

(下期继续刊登优秀奖名单)

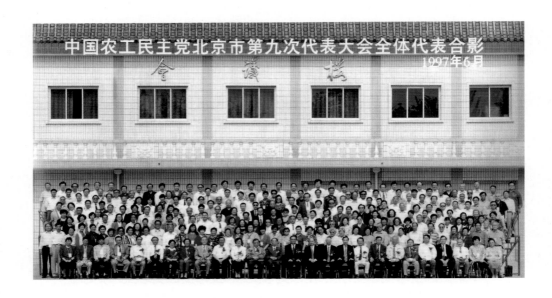

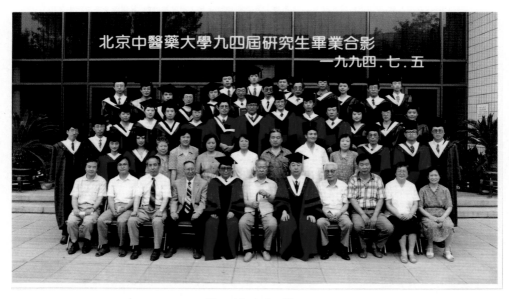

第二排 右起 第六

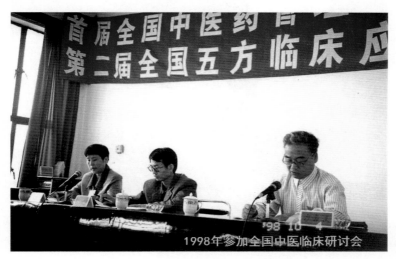

右起 第一

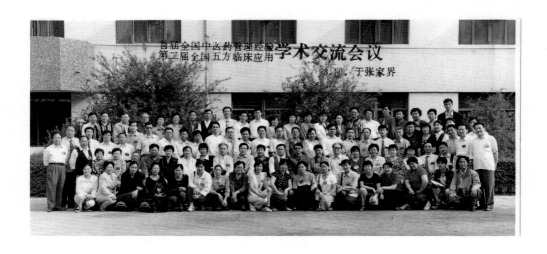

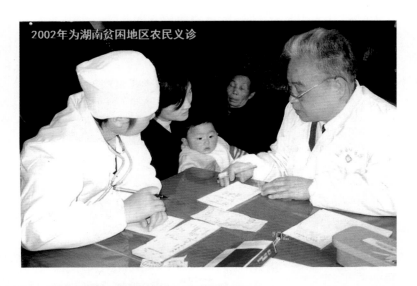

2002年为湖南贫困地区农民义诊

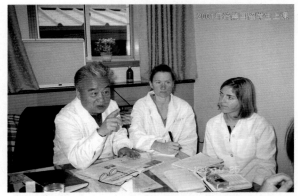

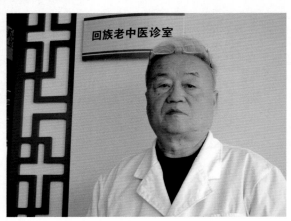

回族老中医诊室

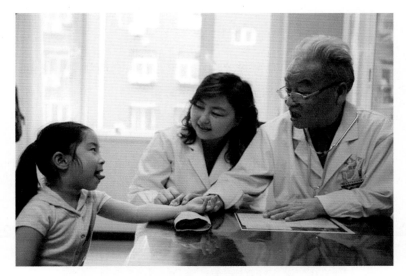

沙力与父亲临诊

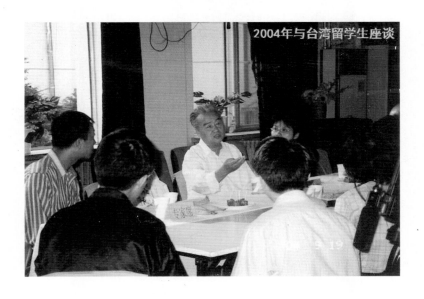

证 书

沙海汶 同志：

　　特邀您为 2007 年度"中医专家与在京台湾学生座谈会"知名专家，并对您所做的工作表示感谢！

　　特发此证书

中国农工民主党北京市委员会
台湾民主自治同盟北京市委员会

二零零七年十一月十一日

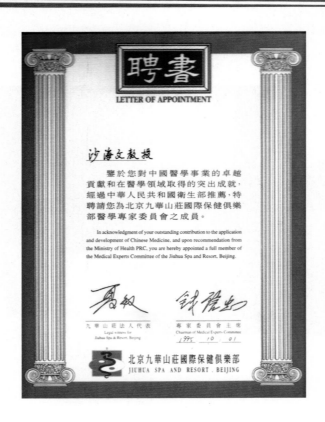